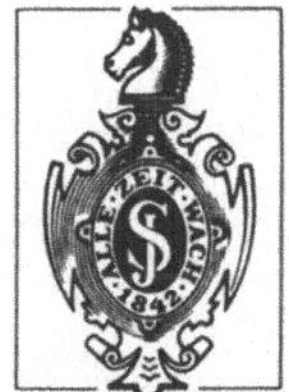

C. Reimer   G. Arentewicz

Kurzpsychotherapie nach Suizidversuch

Ein Leitfaden für die Praxis

Springer-Verlag
Berlin Heidelberg New York
London Paris Tokyo
Hong Kong Barcelona
Budapest

Professor Dr. med. Christian Reimer
Klinik für Psychosomatik und Psychotherapie
Justus-Liebig-Universität
Friedrichstraße 33, 6300 Gießen

Dr. phil. Dipl.-Psych. Gerd Arentewicz
Klinik für Psychiatrie
Medizinische Universität zu Lübeck
Ratzeburger Allee 160, 2400 Lübeck 1

ISBN-13: 978-3-540-54765-5   e-ISBN-13: 978-3-642-77066-1
DOI: 10.1007/978-3-642-77066-1
Die Deutsche Bibliothek – CIP-Einheitsaufnahme
Reimer, Christian:
Kurzpsychotherapie nach Suizidversuch: ein Leitfaden für die Praxis / C. Reimer; G. Arentewicz. – Berlin; Heidelberg; New York; London; Paris; Tokyo; Hong Kong; Barcelona; Budapest: Springer, 1993
   ISBN 3-540-54765-7
NE: Arentewicz, Gerd

Herstellung: Isolde Gundermann
Umschlaggestaltung: Design Concept, Emil Smejkal, Heidelberg
Zeichnung: Slavomir Benko
Satz: Datenkonventierung durch Springer-Verlag
Druck- und Bindearbeiten: Druckhaus Beltz, Hemsbach/Bergstraße
26/3145 - 5 4 3 2 1 0 – Gedruckt auf säurefreimen Papier

Vorwort

Die Suizidhäufigkeit beträgt in Deutschland nach dem 2. Weltkrieg etwa 12000 pro Jahr mit einer Schwankung von $\pm$ 1000. Die entsprechenden Zahlen aus Deutschland-Ost lagen bei Fertigstellung des Manuskripts noch nicht vor. Die Zahl der Suizidversuche ist (mit steigender Tendenz) mindestens 10mal so hoch, wie 1984 von der Weltgesundheitsorganisation konstatiert wurde. Deshalb hat die Zahl derjenigen Personen, die nach einem Suizidversuch in Kliniken eingewiesen wurden, bereits in den 60er und 70er Jahren in der westlichen Welt erheblich zugenommen.

Diese wenigen Zahlen zur Größe des Problems zeigen, in welchem Ausmaß therapeutische Konzepte benötigt werden. Gerade zu diesem Punkt haben wir die Erfahrung gemacht, daß besonders junge Ärzte in der Klinik immer wieder große Schwierigkeiten im Umgang mit Suizidpatienten haben und keine Anleitungen vorfinden, nach denen sie inhaltlich-therapeutisch vorgehen können, um zumindest einen Teil der Patienten besser behandeln zu können. Die Prinzipien der Kurztherapie sind aus der Literatur zwar bekannt, werden aber oft als zu allgemein oder als zu technisch-organisatorisch empfunden, so daß sie für die Therapie nur wenig Relevanz haben.

Dieser Situation Rechnung tragend, haben wir Anfang 1984 an der Klinik für Psychiatrie der Medizinischen Universität zu Lübeck mit der Planung eines Projekts begonnen, mit dem Ziel, zur Verbesserung der stationären psychotherapeutischen Versorgung von Patienten nach Suizidversuch durch die Evaluation eines entsprechenden Kurztherapieprogramms beizutragen. Die Projektarbeit inkl. mehrerer Katamnesen wurde im Frühjahr 1990 beendet. Im Laufe dieser Zeit haben wir 17 ärztliche und psychologische Mitarbeiter gehabt, von denen 3 auf ABM-Stellen und 14 im Rahmen ihrer allgemeinen Klinikarbeit tätig waren. Diese Mitarbeiter haben als Therapeuten unter unserer Anleitung und Supervision die Therapien durchgeführt und – soweit möglich – die Patienten zu den ersten beiden Katamneseterminen persönlich nachbefragt. Wir möchten den beteiligten Therapeuten an dieser Stelle für ihr Engagement danken, sowie Frau I. Lehmann für die vielfältigen Arbeiten der Textgestaltung.

In der Planungsphase dieses Projektes wurde deutlich, daß unsere unterschiedlichen psychotherapeutischen Ausbildungen (Verhaltenstherapie/Gesprächspsychotherapie einerseits und tiefenpsychologische Psychotherapie/Psychoanalyse andererseits) sich zu einem eklektischen Ansatz verbinden ließen.

Wir haben in diesem Buch bewußt auf eine detaillierte Auseinandersetzung mit der wissenschaftlichen Literatur und den dort vorhandenen Hypothesen und Ansätzen verzichtet, um denjenigen, die primär in der praktisch-therapeutischen Versorgung tätig sind, diagnostische und insbesondere therapeutische Leitlinien an die Hand zu geben. Dabei haben wir uns um eine Form der Darstellung bemüht, die von Angehörigen unterschiedlicher Fachdisziplinen und Erfahrungsniveaus gleichermaßen verstanden und genutzt werden kann. Die wissenschaftlichen Projektergebnisse werden gesondert publiziert.

Das Buch wendet sich in erster Linie an ambulant und/oder stationär tätige Ärzte und Psychologen, die mit der Behandlung von Suizidpatienten befaßt sind. Im weiteren kann es hilfreich sein für therapeutisch tätige Mitarbeiter von Beratungsstellen, Telefonseelsorger, Sozialpädagogen und Theologen, soweit sie mit entsprechend gefährdeten Menschen zu tun haben.

Gießen und Lübeck, im September 1992

Christian Reimer
Gerd Arentewicz

Inhaltsverzeichnis

1 Kurze Einführung in Epidemiologie, Ätiologie und Kurzpsychotherapiekonzepte der Suizidalität

1.1 Epidemiologie und Risikofaktoren

Suizidalität ist einer der häufigsten psychiatrischen Notfälle. Die frühere Bundesrepublik Deutschland liegt im internationalen Vergleich mit etwa 21 Suizidfällen pro 100 000 Einwohner und dem 10- bis 15fachen an Suizidversuchen in Europa im oberen Drittel der Suizidraten.

Stengel (1969) definiert einen Suizidversuch folgendermaßen: "Selbstmordversuch ist jede Handlung der Selbstbeschädigung, die mit der Absicht der Selbstvernichtung begangen wurde, so vage und zweifelhaft diese sein mag. Manchmal muß diese Absicht aus dem Verhalten der Patienten indirekt geschlossen werden" (S. 70). Wir verwenden diese Definition in unserer Untersuchung.

Da die meisten Suizidalen versuchen, sich mit Medikamenten zu vergiften, sind 20-35 % aller Patienten von medizinischen Intensivstationen Notfälle nach Suizidversuch.

In der umfangreichen Literatur gibt es vielfältige Hinweise zur Charakterisierung von Suizidversuchspatienten: Es betrifft mehr Frauen, weil sie eher zu Mitteln greifen, die sie überleben lassen. Menschen zwischen dem 19. und 25. Lebensjahr sind am gefährdetsten. Die Betreffenden sind oft noch ledig oder bereits getrennt bzw. geschieden. Ein höheres Risiko besteht bei Arbeitslosigkeit, besonders wenn diese längerfristig ist. Viele Patienten kommen aus Broken-home-Verhältnissen. Partnerkonflikte dominieren als Auslöser, ferner Probleme mit den Eltern oder am Arbeitsplatz. Die meisten Patienten sind froh, die suizidale Handlung überlebt zu haben, da sie eigentlich nicht sterben wollten, sondern dieses Mittel gewählt haben, um zu zeigen, daß sie nicht mehr weiter wissen und Hilfe brauchen.

Seit über 25 Jahren wird versucht, Suizidalität mittels psychopathologischer, soziologischer, syndromatologischer oder testpsychologischer Methoden zu erfassen, um über die Deskription zu Risikofaktoren und Hinweisen zur Prädiktion von suizidalem Verhalten zu kommen. Die meisten Ver-

"

fahren haben sich für den praktischen Gebrauch nicht bewährt und werden deshalb hier nicht vorgestellt. Sie bleiben nur Orientierungshilfen für das klinische Interview, die Anamneseerhebung im persönlichen Gespräch. Die folgenden Risikogruppen werden in der Literatur beschrieben:

- Menschen mit Suchterkrankungen
- Menschen mit depressiven Erkrankungen unterschiedlicher Ätiologie und Schwere
- Menschen mit anderen psychiatrischen Erkrankungen (z.B. Schizophrenie)
- alte Menschen (Kombination von (Multi)-morbidität und sozialer Isolierung)
- einsame, isolierte, kontaktgehemmte Menschen
- Menschen, die schon einmal eine suizidale Handlung begangen haben und/oder chronisch suizidal sind.

Weniger beschrieben, aber u.E. zumindest bedenkenswert als potentielle Risikogruppen sind:

- Kinder und Jugendliche aus Broken-home-Verhältnissen
- Menschen in Medizinal- und anderen Helferberufen.

Die genannten Risikogruppen stellen einen großen Teil des Patientenspektrums dar, welches von Psychiatern/Psychologen/Psychotherapeuten behandelt wird.

Oft spielen Prädiktionsüberlegungen schon beim klinischen Erstinterview (Konsil) eine Rolle. Hier muß anhand der Abschätzung der momentanen und zu erwartenden weiteren Suizidalität über die Behandlungsstrategie entschieden werden (Entlassung oder weitere klinische Behandlung; falls weitere klinische Behandlung: offen oder geschlossen, freiwillig oder mit Unterbringungsbeschluß). Bei Übernahme in die Klinik spielen Überlegungen zur Einschätzung der Suizidalität zu mehreren Zeitpunkten der Behandlung eine Rolle, spätestens vor der Entlassung bzw. bei der Organisation einer Nachbehandlung; aber auch wenn während der klinischen Behandlung eine Veränderung des Settings erwogen wird (z.B. Verlegung von der geschlossenen auf eine offene Station).

Der Therapeut kann anhand der folgenden Kriterien zu den beschriebenen Zeitpunkten eine Prognose stellen:

1. Ausmaß der Akuität/noch keine Distanzierung von den Suizidimpulsen. Es muß eine ausreichende Distanz zur suizidalen Krise vorhanden sein. Dies kann der Therapeut dadurch überprüfen, daß er z.B. die Einstellung des Patienten zur Suizidhandlung zu mehreren Zeitpunkten während der Behandlung exploriert. Er sollte z.B. wiederholt fragen, ob der Patient froh ist, gerettet worden zu sein oder dies bedauere, ob er noch Suizidgedanken habe, die sich aufdrängen und ob er eine Zukunftsperspektive sehe.
2. Behandlungsstand der Grunderkrankung. Die Prognose der weiteren Suizidalität hängt auch vom Stand der zugrundeliegenden Erkrankung (z.B. Depression) ab. Eine abklingende depressive Phase ist ein potentieller Gefahrenpunkt, wenn die neu zur Verfügung stehende Aktivität auch autodestruktiv genutzt werden kann.
3. Soziale Situation außerhalb der Klinik. Für die Prognose der Suizidalität spielt ebenfalls die soziale Wirklichkeit des Patienten außerhalb der Institution eine Rolle (Qualität des sozialen Netzes, insbesondere die Partnersituation und generelle soziale Perspektiven).

Vertiefende Informationen zu diesen Ausführungen finden sich u.a. in folgenden Publikationen: WHO (1984), Kreitman (1986) und Häfner u. Schmidtke (1987).

1.2 Konzepte zur Entstehung von Suizidalität

Die psychodynamischen Ansätze datieren vom Beginn dieses Jahrhunderts. Die zentrale Aussage besteht darin, daß eine Suizidhandlung als Ausdruck der Wendung von Aggression gegen die eigene Person gesehen werden kann, da eine Abfuhr nach außen aus Gewissensgründen nicht erlaubt ist (Freud 1917). Henseler (1974, 1981) erweiterte diesen Ansatz um das Konzept der narzißtischen Kränkbarkeit. Menschen, deren Selbstwertgefühl in einem labilen Gleichgewicht ist, kommen durch Kränkungen rasch in einen Zustand, in dem die bedrohliche Lächerlichkeit zu ohnmächtiger Wut und lebensgefährlichen Kompensationsversuchen führen kann.

Lerntheoretisch gesehen ist Suizidalität der Versuch, auf Pessimismus und Hilflosigkeit zu reagieren. Das Erleben und Verhalten dieser Menschen wird durch depressivmachende Kognition und das Bewußtsein, die eigenen Lebensumstände nicht (mehr) kontrollieren zu können, geprägt. Umfangreiche Arbeiten dazu haben vor allem Beck et al. (1981) und Seligman (1990) vorgelegt. Im Rahmen der biologischen Psychiatrie wird v.a. versucht, Suizidalität über die Konzentration von Neurotransmittern zu erklären. Im Zentrum steht dabei das Ungleichgewicht zwischen Noradrenalin und Serotonin, welches für die Entstehung von depressiven Symptomen verantwortlich gemacht wird. Dennoch schreibt Willner (1985) nach Sichtung dieser Ansätze: "Einsame Menschen brauchen eher Freunde als Medikamente ... (denn) ... mangelnde soziale Fertigkeiten bei depressiven ambulanten Patienten zu verbessern, ist wenigstens so effektiv wie trizyklische Antidepressiva bei der Behebung depressiver Symptome" (S. 410/411).

Weiterführende Literatur zu den Entstehungsursachen findet sich bei Henseler (1981), Schmidtke (1981) und Maris (1986).

1.3 Rezidive, Chronifizierung und Complianceprobleme

Katamnestische Untersuchungen von Patienten nach einem Suizidversuch haben gezeigt, daß diese 3 Aspekte die wichtigsten Hindernisse im Hinblick auf Suizidprävention sind. Man muß davon ausgehen, daß ohne ausreichende Krisenbewältigung jeder dritte Patient innerhalb eines Jahres einen weiteren Suizidversuch macht, chronisch suizidal wird, und daß 10 % in den Jahren danach durch Suizid versterben. Bei chronischer Suizidalität, die auch immer Indiz für eine psychiatrische Grunderkrankung sein kann, kommen die betreffenden Menschen immer wieder in Situationen, die ihre Bewältigungsstrategien überfordern. Überdies haben sie gelernt, daß sie durch eine suizidale Handlung zumindest für einen bestimmten Zeitraum Aufmerksamkeit und Zuwendung ihrer Umwelt bekommen, wodurch dieses Verhalten bekräftigt wird. Da viele dieser Menschen aufgrund ihrer Selbstwertproblematik wenig soziale Kompetenz besitzen und nicht an die Verläßlichkeit zwischenmenschlicher Beziehungen glauben können, ist ihre Compliance problematisch. Sie haben Schwierigkeiten, das therapeutische Beziehungsangebot anzunehmen, sie müssen durch provokantes oder agierendes Verhalten die Tragfähigkeit dieser Beziehung immer wieder testen, sie akzeptieren kaum einen Therapeutenwechsel von der stationären Therapie zur ambulanten Nachbehandlung. Da diese Patienten relativ unbeliebt sind und wenige Behandler in der Technik der Kurzpsychotherapie für solche Patienten fortgebildet sind, erhalten sie immer noch viel zuwenig Hilfe. Darüber hinaus hat die Krisenverlaufsforschung gezeigt, daß Krisen auch unbehandelt nach wenigen Wochen ihre akute Brisanz verlieren und die Patienten in ihrer Abwehr rasch einen Zustand scheinbarer Remission erreichen. Deshalb nimmt nur eine Minderheit irgendein Nachsorgeangebot an und bleibt damit rückfallgefährdet. Daraus folgt, daß Therapeuten diesen Abwehrgewohnheiten stärker Rechnung tragen sollten, was zur Konsequenz hätte, daß die Chancen der krisenorientierten Kurztherapie mit rascher Verfügbarkeit, konkreten, klaren Zielen und Inhalten und der ökonomischen zeitlichen Begrenzung stärker genutzt werden sollten und daß der oft geäußerte Anspruch: "Gut ist nur, was lange dauert" aufgegeben werden muß. Bei chronifizierter Suizidalität darf es natürlich nicht um die einfache Rückführung auf den Status quo ante gehen, sondern hier muß die Behandlung der Grundstörung im Vordergrund stehen.

Im Hinblick auf die Verbesserung der mangelhaften Compliance der Suizidpatienten ist es unabdingbar, falls eine kurze stationäre Behandlung stattgefunden hat, dabei die Bereitschaft zu einer Weiterbehandlung im ambulanten Bereich aufzubauen und dann den ersten ambulanten Termin gemeinsam mit dem Patienten und dem Nachbehandler zu verabreden. Die bloße Mitgabe einer Adresse führt in der Regel zu keiner Kontaktaufnahme. Besteht die Möglichkeit, daß der Kliniktherapeut die ambulante Weiterbetreuung übernehmen kann, ist diese kontinuierliche therapeutische Beziehung natürlich vorzuziehen.

1.4 Krisenintervention und Kurzpsychotherapie

Das psychotherapeutische Interesse an Krisen und ihren psychischen Folgen begann vor ca. 50 Jahren. Extreme Bedrohungen oder menschliche Verluste durch Unglücke in ihren vielfältigen Ausprägungen führen demnach zu typischen Verläufen, wie sie v.a. von Caplan (1964) formuliert wurden. Auf ein auslösendes Ereignis folgt ein Spannungsanstieg, eine Phase der Verwirrung, dann die Mobilisierung letzter Energien und im Falle einer Überforderung der Bewältigungsstrategien die Desorganisation der Persönlichkeit, wie sie sich z.B. in einer suizidalen Handlung manifestiert. Wichtig ist nach Bedrohung oder Verlust die Unterscheidung zwischen "normaler" und "pathologischer" Trauer, wie sie von Freud (1917) beschrieben worden ist. Dabei beinhaltet normale Trauer die Fähigkeit, die Situation zu akzeptieren, sich gewissermaßen von einer abgebrochenen Beziehung zu verabschieden, den verlorenen Partner ziehen lassen zu können. Pathologische Trauer, von Freud als Melancholie bezeichnet, verhindert dagegen ein Loslassen, der Verlust wird nicht akzeptiert, der verlorengegangene Partner wird verinnerlicht. Da er vor den eigenen Racheimpulsen ge-

schützt werden muß, richtet sich die Energie als Depression oder als Suizid-
impuls gegen die eigene Person.

Spezielle, experimentell überprüfte Kurztherapiekonzepte für Patienten
nach einem Suizidversuch liegen bislang nicht vor. Die Empfehlungen zur
Behandlung gehen vielmehr dahin, die Regeln der allgemeinen Krisenintervention anzuwenden, d.h. das therapeutische Angebot muß rasch und unbü-
rokratisch zur Verfügung stehen, der Behandler macht ein enges Beziehungsangebot und geht direktiv und strukturierend vor. Die Behandlungs-
ziele sind sehr begrenzt, das inhaltliche Vorgehen muß mit wenig
anamnestischem Material auskommen. Üblicherweise sollte in erster Linie
das Ausmaß des Funktionierens vor der Krise erreicht werden, aber, falls
immer nötig, eine längerfristige Therapiemotivation für eine ambulante
Weiterbehandlung wecken. Das inhaltliche Vorgehen ist keiner der bekannten Therapieschulen verpflichtet, sondern muß eklektisch sein, da die Konzentration auf unbewußtes Material (Tiefenpsychologie) oder das Anstoßen
von Selbstregulierungskräften (Gesprächspsychotherapie) oder auch das sy-
stematisierte Einüben neuer Einstellungs- und Verhaltensweisen (Verhal-
tenstherapie) den zeitlichen Rahmen, der üblicherweise zur Verfügung
steht, überschreiten würde. Wir halten diese Aspekte in längerfristigen Therapien, besonders für chronisch suizidale Patienten, für sinnvoll, wobei für
diese dann natürlich sehr viel mehr Therapiezeit veranschlagt werden muß.

Bezüglich des zeitlichen Rahmens muß man davon ausgehen, daß erfahrungsgemäß nach Ende der somatischen Primärversorgung und Übernahme
nach Konsil in die psychiatrische Klinik viele Patienten rasch auf Entlassung drängen und bei Fehlen weiterer Selbst- und Fremdgefährdung auch
entlassen werden können, wenn nicht die Schwere der Grunderkrankung
ein weiteres Verbleiben erforderlich macht. Im allgemeinen bleibt das Gros
der nichtpsychotischen Suizidpatienten dann 3-5 Tage in stationärer psychiatrischer Behandlung. Um diesem Rahmen zu entsprechen und um möglichst viele Patienten mit dem Behandlungsangebot erreichen zu können,
haben wir unsere Kurztherapie auf 6 Sitzungen beschränkt. Wir halten es
für möglich, daß ein Teil der Sitzungen auch ambulant bei frühzeitiger Entlassung durchgeführt werden kann. Überprüft wurde die Behandlung allerdings ausschließlich unter stationären Bedingungen. Sie kann auch nicht
beliebig in die Länge gezogen werden, weil bekanntlich die psychische Abwehr mit zunehmendem zeitlichem Abstand zum Suizidversuch zunimmt.

Ausgehend von der Literatur über die Verarbeitungsmodi von Tren-
nungs-, Verlust-, Enttäuschungs- und Kränkungserlebnissen und den eigenen therapeutischen Erfahrungen aus unserem Projekt halten wir es für

6

sinnvoll, innerhalb der Kurzpsychotherapie bestimmte emotionale Prozesse in einer verbindlichen Reihenfolge zu fördern. Wir gehen von einer inneren Folgerichtigkeit dieser Phasen aus. Die 1. und 2. Sitzung sollte sich auf die Emotionen "Trauer/Verzweiflung" konzentrieren. Die 3. und 4. Sitzung muß sich mit "Protest/Wut" beschäftigen. Die 5. und 6. Sitzung schließlich gilt der "Distanzierung/Neuorientierung". Wir gehen darauf im praktischen Teil ausführlich ein.

Es gibt eine Reihe von Patienten, bei denen eine Kurzpsychotherapie nach Suizidversuch nicht primär indiziert ist. Dies betrifft u.E. folgende Gruppen:

- Patienten mit Psychosen unterschiedlicher Ätiologie und Schwere
- Patienten mit hirnorganischen Störungen bzw. Veränderungen
- Patienten mit einer primären Suchtproblematik.

Bei einer Reihe von Patienten kann sich erst im Verlauf der Kurzpsychotherapie herausstellen, daß sie nicht nach drei bis fünf Tagen entlassen werden können. Es handelt sich hierbei um folgende Gruppen:

- Patienten, bei denen die akute Suizidalität fortbesteht.
- Patienten, die aufgrund einer gravierenden, am Anfang in dem Ausmaß nicht sichtbar gewordenen Störung leiden (Patienten mit depressiven Grundstörungen sowie Patienten ohne soziales Netz mit Angst vor Rückkehr in die Isolation; Patienten, bei denen eine diagnostische Zuordnung erfolgt, die die Kurztherapie nicht sinnvoll erscheinen läßt, z.B. Borderlinepersönlichkeitsstörungen).
- Bestimmte Patienten sind aufgrund ihrer Störung bezüglich eines kurzfristigen therapeutischen Arbeitsbündnisses nur schwer motivierbar (z.B. solche mit Persönlichkeitsstörungen oder Dissozialität). Allein die Herstellung eines Kontakts erfordert bei ihnen viel Zeit, so daß an eine gezielte therapeutische Zusammenarbeit nicht von Anfang an zu denken ist.
- Bei Patienten, die eine Alkohol-, Drogen- oder Medikamentenabhängigkeit im Sinne einer Sucht haben, ist folgendes zu beachten: Sie werden automatisch zu Längerbleibern, da die Behandlung der Suchtproblematik ebenfalls den engen zeitlichen Rahmen der Kurztherapie überschreitet. Die Entzugssymptomatik führt zu einer Verschiebung des zeitlichen Rahmens. Gerade bei süchtigen Patienten läßt sich nach einem Suizidversuch eine starke Bagatellisierungstendenz beobachten (der Alkohol hätte zu Kontrollverlust geführt und dann müsse wohl eine Kurzschluß passiert

sein; oder aber man habe aus Versehen ein paar Tabletten mehr genommen, um schlafen zu können). Hier wird also die Suizidhandlung schon primär geleugnet, was den Beginn einer intensiven Kurzpsychotherapie erheblich belastet und verzögert.

2 Praxis der Kurzpsychotherapie

2.1 Klinische Rahmenbedingungen der Kurztherapie

Die Kurztherapie ist generell ambulant oder stationär möglich. Daher gelten die im folgenden genannten Vorschläge prinzipiell für beide Settings. Wo mit Unterschieden zu rechnen ist, werden wir sie nennen.

Es erscheint uns wichtig, bei der Kontaktaufnahme zu berücksichtigen, mit wievielen Behandlern bzw. Institutionen der Suizidpatient zu tun hatte, denn ambulante und stationäre Patienten durchlaufen unterschiedliche Einrichtungen. Denkbar sind z.B. folgende Wege:

1. Ein suizidaler Patient – noch ohne Suizidversuch – sucht sich selbst eine ambulante Behandlung.
2. Ein suizidaler Patient nach Suizidversuch sucht ambulante Nachbehandlung auf, nachdem eine kurze stationäre Behandlung (Erstversorgung und günstigenfalls Krisenintervention) schon stattgefunden hat.
3. Ein suizidaler Patient ohne Suizidversuch kommt mit Einweisungsschein direkt in die psychiatrische Klinik zur Aufnahme.
4. Ein suizidaler Patient kommt nach einem Suizidversuch über verschiedene andere Instanzen letztlich in die Psychiatrie zur Aufnahme (typischer Instanzenweg: Feuerwehr/Krankenwagen – erstversorgende medizinische Institution – psychiatrisches Konsil – psychiatrische Institution oder Entlassung).
5. Ein suizidaler Patient mit den unter 4. genannten Bedingungen kommt zusätzlich mit einer Zwangseinweisung in die psychiatrische Klinik.

Nach unserer Erfahrung kann die Kontaktaufnahme mit Suizidpatienten, die mindestens eine der genannten Instanzen durchlaufen haben, erschwert sein. Die Erschwernis kann sich aus folgenden Umständen ergeben:

– zeitlicher Abstand zum Suizidversuch
– wiedererstarkte Abwehr

- Erfahrung von atmosphärischen Wertungen bzw. abwertenden Kommentaren zum Suizidversuch innerhalb der Versorgungskette (Traumatisierung und Kränkung).

Der Therapeut steht dann am Ende einer destruktiven Entwicklung und findet einen Patienten vor, der ihm zumindest nicht spontan mit Vertrauen begegnet und sich öffnet. Diese spezifische Kon stellation muß Konsequenzen für die Kontaktaufnahme haben. Aus unserer Sicht muß bei solchen Patienten die Herstellung des Kontakts in besonders einfühlsamer und die möglichen Vorkränkungen berücksichtigender Weise betrieben werden. Diese Barrieren finden sich weniger bei ambulanten Patienten, die sich direkt an einen Behandler wenden.

2.2 Zeitlicher Rahmen

Ist die Herstellung des Kontakts erfolgt, empfiehlt es sich, den Patienten über die weiteren inhaltlichen Schritte zu informieren. Zu Beginn sollte unbedingt die Nennung des zeitlichen Rahmens, der zur Verfügung steht, erfolgen, damit sich der Patient darauf einstellen und unrealistische Erwartungen bzw. seine Übertragungsbereitschaft begrenzen kann. Je nach den Möglichkeiten sollte eine Begrenzung auf 6-12 Sitzungen und die Frequenz dieser Sitzungen innerhalb der vorgegebenen Zeit vereinbart werden. Dem Patienten sollte die Begrenzung begründet werden.

So haben wir z.B. unseren Projektpatienten die Information gegeben, daß sie in der Regel 3-5 Tage auf der Krankenstation sein werden, daß in dieser Zeit täglich 2 Sitzungen à 45 min stattfinden werden, daß wir daran denken, eine wichtige Konfliktperson (z.B. den Partner) für eine Sitzung mit einzubeziehen und schließlich, daß wir eine Tonbandkassettenaufnahme als Gedächtnisstütze anfertigen werden, die gleichzeitig auch Grundlage der Supervision darstellt.

Bezüglich der Strukturierung und Begrenzung des inhaltlichen Vorgehens schlagen wir folgende Formulierungshilfe vor: "Sie sehen, daß wir nur eine begrenzte Zeit zur Verfügung haben. Daher werden wir uns v.a. auf diejenigen Probleme beschränken müssen, die zur jetzigen Krise geführt haben. Auf Vergangenes werden wir nur soweit schauen, wie es für die Gegenwart notwendig ist. Es hat sich bewährt, für solche Krisenbearbeitungen einen Zeitraum von etwa 6 (bis 12) Sitzungen zu haben. Davon sollten Sie ausgehen."

2.3 Ziele der Kurzpsychotherapie

Unserer Erfahrung nach ist es für ca. 60 % der Suizidpatienten das erste
Mal in ihrem Leben gewesen, daß sie sich anläßlich ihres Suizidversuchs
mit Hilfe eines Therapeuten kurz, aber intensiv mit sich selbst ausein-
andergesetzt haben. Was ist nun von dieser Intervention im Rahmen einer
begrenzten Zeitspanne zu erwarten? Im günstigen Fall dient die Erfahrung
aus der Kurztherapie dem Patienten zu einer verbesserten Wahrnehmung
seiner Problembereiche und einem adäquateren Umgang damit. Somit wäre
sie also eine Form der Hilfe zur Selbsthilfe. Dazu würde aber auch gehören,
daß der Patient lernt, Symptome sich später neu anbahnender Krisen früh-
zeitig wahrzunehmen und Lösungswege zu suchen, ggf. mit Hilfe anderer
Menschen, ohne erneut suizidal zu dekompensieren.

In diesem Fall würde der Patient den Status quo ante erreichen: Er hätte
dann zwar die suizidale Krise überwunden, aber wenig Nutzen für sein weiteres Leben aus der Kurztherapie ziehen können. Es ist wohl realistisch,
wenn man die Wirkung der von uns vorgestellten Kurztherapie nach Suizidversuch als Kompromiß aus beiden Verlaufsmöglichkeiten ansieht: Es
wird sowohl ein Teil der alten Konflikte fortbestehen, es werden aber auch
Ansätze zu Veränderungsmöglichkeiten erreicht werden können, und zwar
in einer veränderten Einstellung zur Krise und zu sich selbst. Damit ist gemeint, ob man die Krise als Herausforderung oder als Bedrohung erlebt,
wie man seine Bewältigungsstrategien einsetzt und sich ggf. bei Überforderung um Hilfe von außen kümmert.

Junge und von den Möglichkeiten der Psychotherapie noch enthusia-
stisch überzeugte Therapeuten haben oft die Neigung, die Wirkungen ihres
Handelns zu überschätzen oder den Patienten mit zu hohen Therapiezielen
zu überfordern. Eine Überforderung ist es z.B. für Patienten, wenn ein Therapeut im Rahmen einer kurzen Intervention erwartet, daß der Patient dann
in der Lage sein müsse, bestimmte Aspekte seiner Persönlichkeit zu ändern
(z.B. Wut offen zu zeigen, statt sie wie bisher zu unterdrücken), oder aber
sich rasch aus einer verfahren erscheinenden, langjährigen Beziehung zu lösen. Manche Therapeuten haben zu ambitionierte Vorstellungen darüber,
was Paare aneinander bindet bzw. binden sollte. Manchmal ist nämlich diese Bindung nicht primär Ausdruck von Liebe. Therapeuten überschätzen
zudem häufig die Wirkung ihrer Beziehung zum Patienten ("Arzt als Dro-
ge"). Wir möchten ausdrücklich darauf hinweisen, daß sich die häufig ehr-
geizigen Ziele in einer Kurztherapie nicht verwirklichen lassen. Vielleicht
ist das auch ein Grund dafür, weshalb Kurztherapieverfahren bei vielen

Psychotherapeuten nicht sehr beliebt sind und dementsprechend erst gar nicht erlernt werden.

2.4 Qualifikation der Therapeuten

Bei dem von uns erwähnten Therapieforschungsprojekt ist eine Frage bisher offengeblieben, nämlich welche Qualifikationen ein Therapeut haben sollte, um Kurzpsychotherapien/Kriseninterventionen dieser Art durchführen zu können. Uns ist zwar bewußt, daß es den optimal qualifizierten Therapeuten nicht geben wird. Wir wollen aber trotzdem aufzählen, welche Qualifikationen aus unserer Sicht notwendig sind, um eine solche Form von therapeutischem Kurzverfahren ohne "Pannen" zu bewältigen. Die Durchführung von Kurzpsychotherapie gehört zu den anspruchsvollsten therapeutischen Aufgaben. Kurztherapieverfahren sind immer integrativ, machen also Anleihen bei verschiedenen Therapieschulen. Je kürzer die zur Verfügung stehende Zeit ist, um so höher ist das Ausmaß an Verantwortung und therapeutischer Lenkung und, damit verbunden, die Gefahr der Manipulation. Insgesamt laufen in kurzer Zeit eine Vielfalt hochverdichteter emotionaler und kognitiver Prozesse ab, die der Therapeut wahrnehmen und berücksichtigen muß und bei denen er ständig auswählend vorgehen muß.

Ein gut qualifizierter Therapeut sollte über folgendes Wissen und folgende Fähigkeiten verfügen:
- Kenntnis der Literatur über die verschiedenen Verfahren von Krisenintervention und Kurzpsychotherapie;
- klinische Erfahrungen mit Suizidpatienten und deren spezifischen Eigenheiten;
- neben einer psychotherapeutischen Basisausbildung in einem anerkannten Psychotherapieverfahren Weiterbildung in den speziellen Techniken der Kurzpsychotherapie;
- tiefenpsychologische Selbsterfahrung (u.a. um für Gegenübertragungsphänomene sensibilisiert zu werden);
- Fähigkeit, sich für eine kurze, begrenzte Zeit auf einen Patienten einzulassen und ihn dann aber auch wieder loslassen zu können;
- Bereitschaft, schwerpunktmäßig im "Hier und Jetzt", der unmittelbaren Gegenwart, zu arbeiten;
- Kenntnisse über benachbarte Disziplinen, wie z.B. Paartherapie, Familientherapie;
- Bereitschaft zur Supervision.

2.5 Herstellung des Kontakts und Leitfaden
für das Erstgespräch

Bei Kontaktaufnahme zu Suizidpatienten muß berücksichtigt werden, daß die meisten von ihnen einen menschlichen Verlust bzw. eine Kränkung in Beziehungen hinter sich haben und von daher von den Möglichkeiten menschlicher Beziehungen ohnehin enttäuscht sind. Sie werden sich deswegen eher resigniert und abwehrend verhalten. (Wir kommen auf diesen Punkt bei der Erörterung der Therapiehindernisse noch einmal zurück.) Der Therapeut sollte also grundsätzlich mit einer solchen Anfangsskepsis des Patienten rechnen. Für die Herstellung des Kontakts bedeutet dies, daß der Therapeut nicht zuviel spontane Öffnung des Patienten erwarten sollte, sondern geduldig und wohlwollend erst einmal anhand der Exploration den Patienten zu Wort kommen lassen sollte. Entsprechend sind bei zwangseingewiesenen Patienten die Anfangsbarrieren u.U. noch größer.

Nach unseren Erfahrungen wird eine Suizidanamnese oft aus den verschiedensten Gründen vernachlässigt. Besonders bei abhängigen Patienten, die eine der wichtigsten Risikogruppen darstellen, wird die Suizidalität oftmals übersehen. Suizidversuche stellen eine allgemein menschliche Möglichkeit dar, auf bestimmte Belastungserlebnisse zu reagieren. Suizidalität bei psychischen und psychiatrischen Erkrankungen kommt dabei eine besondere Relevanz zu. Ein erster Zugang bietet sich an, wenn die Suizidgedanken konkret, quälend, einengend und sich passiv aufdrängend werden. Oft geben Patienten keine primären, "freiwilligen" Signale für ihre Suizidalität. Entsprechendes kommt dann erst auf Nachfrage offen zum Vorschein. Ein weiteres Problem ist, daß Therapeuten oft gehemmt sind, nach Suizidalität zu fragen, weil sie befürchten, daß man dadurch einen Suizid erst richtig provoziert oder eine latente Suizidgefahr durch Bewußtmachung fördert. Übrigens sind neben Fragen nach Suizidalität auch Fragen nach sexueller Gewalt, sexuellen Verhaltensabweichungen und Delinquenz übliche Tabus bei Behandlern.

Das direkte Ansprechen von Suizidalität hat positive Effekte. In erster Linie handelt es sich um eine Entlastung durch das Ansprechen bzw. Aussprechen der Gedanken. Im weiteren kann es eine vertrauensvolle Beziehung zwischen Patient und Therapeut fördern. Oft wird beklagt, wie wenig Anleitung es bezüglich des konkreten Vorgehens in einer Suizidanamnese gibt. Deshalb schlagen wir folgenden **Leitfaden** in Stichworten vor:

Eigenanamnese: Auf jeden Fall muß mit der aktuellen Suizidalität begonnen werden.

Als erstes geht es darum, **seit wann** die Suizidalität besteht, dann um die **Auslöser** (intra-vs. interindividuell; andere), Inhalte der Grübeleien, Konkretisierungsgrad (vage Pläne vs. konkrete Vorbereitungen); handelt es sich um flüchtige Spekulationen oder konkrete Vorbereitungen, ist noch Distanz zu den Impulsen vorhanden oder drängen sich die Gedanken auf? (Ausmaß der Bedrohlichkeit), Ausmaß der **Konkretisierung** (gibt es schon Vorstellungen zur Methodenwahl, gibt es konkrete Vorbereitungen, z.B. Sammlung von Tabletten). Wurde bereits ein Suizidversuch gemacht?

Welches ist die auslösende Konfliktsituation? Gibt es besondere Krankheiten und eine spezifische Vulnerabilität, gibt es besondere "life events"?

Dann sollte man auf **frühere Suizidalität** zu sprechen kommen:. Frage nach konkreten Gedanken, Plänen, Suizidversuchen; was wurde bezweckt? (Signale/Appelle), gab es Ankündigungen, Abschiedsbriefe (wer hat wann einen bekommen?), **Folgen/Konsequenzen** des Suizidversuchs. Die Suizidversuche sollen in ihrer zeitlichen Reihenfolge exploriert werden. Dies bietet die Chance, Kenntnis über Krisenanlässe bzw. Auslöser zu erhalten, evtl. gibt es einen "**roten Faden**" (typische Situationen, Gemeinsamkeiten der Anlässe).

Welches waren die Behandlungskonsequenzen (gab es überhaupt Behandlung, bei wem, wie lange, welches therapeutische Vorgehen, welche Konsequenzen)?

Gab es beim zeitlichen Ablauf der Suizidalität eine **Progredienz**, gab es Fluktuationen?

Gab es bzw. gibt es ein sog. suizidales Umfeld (Familie/Partner/Freunde/Bekannte)?

Wer hat einen Suizidversuch gemacht, wie ist er bekanntgeworden?

Gab es Suizide, suizidale Gesten, Abschiedsbriefe?

Wie waren die **Bewältigungsstrategien** bei früherer eigener Suizidalität? Wie sind die Krisen ausgegangen?

Kurzform der Suizidanamnese für nur ein Gespräch (z.B. bei Konsilen)

Hier geht es um die **rasche Abklärung des Ausmaßes der aktuellen Suizidalität**. Besonders dringlich ist die Feststellung der Akuität: Drängen sich die Impulse passiv auf, werden sie als nicht mehr steuerbar erlebt, gibt es noch Distanzierungsmöglichkeiten, gibt es eine zugrundeliegende psychiatrische Diagnose bzw. Krisensituation, gibt es tragende Beziehungen (soziales Netz)? Besondere Vorsicht ist geboten bei der Diagnose "depressiver Wahn": Besteht die Indikation für eine Einweisung, wie ist der Stand bzw. das Ausmaß der Konkretisierung der Vorbereitungen, welche Medikamente nimmt der Patient ein?

2.6 Manual zur Durchführung der Kurzpsychotherapie

1. Sitzung

Ziele: Es geht um ein sofortiges Kontaktangebot und die Herstellung einer emotional tragfähigen Beziehung. Ferner muß sich der Therapeut einen ersten groben Überblick über die Situation des Patienten und die Art seiner speziellen Problematik verschaffen.

Vorgehen: Im Vordergrund steht zunächst das gegenwärtige Befinden des Patienten. Der Therapeut beginnt mit der Erörterung des aktuellen Konfliktes. Er fragt, was passiert ist und leitet die Indexsuizidanamnese (Anamnese des jetzigen Suizidversuchs) ein. Dabei stehen die Frage und die Erörterung möglicher Auslöser des Suizidversuchs im Vordergrund. Zur Hilfestellung haben wir einen Leitfaden entwickelt (Anhang). Dieser um Vollständigkeit bemühte Katalog ist natürlich nicht in der 1. Sitzung zu schaffen, sondern kann sich in die 2. Sitzung hineinziehen. Dabei geben wir zu bedenken, daß es für eine 6stündige strukturierte Krisenintervention nicht notwendig ist, sämtliche Details des Schemas zu erfragen, sondern daß man sich in der Praxis auf folgende Bereiche beschränken kann:

— aktuelle und frühere Suizidanamnese,
— Vorbehandlungen (psychiatrische/psychotherapeutische),
— wichtige Beziehungen und deren Beendigungen.

Häufigster Auslöser für einen Suizidversuch ist ein Beziehungskonflikt. Trennungen/Trennungsdrohungen (auch phantasierte) führen zu Enttäuschung/Kränkung und damit zu Suizidalität. Es muß damit gerechnet werden, daß Patienten nach Suizidversuch gelegentlich andere Motive angeben (z.B. Probleme am Arbeitsplatz, anscheinend unverständliche Kurzschlußreaktionen unter Alkohol). Psychodynamisch ist diese Verschiebung des eigentlichen Motivs auf andere Bereiche verständlich, da die eigentlich kränkende Situation nur ungern wiederbelebt wird. Der Therapeut sollte sich also, nachdem er die Motive des Patienten angehört hat, darauf konzentrieren, was in den dem Suizidversuch vorangegangenen 24-48 h in einer wichtigen Beziehung des Patienten geschehen ist. Häufig wird das eigentliche Motiv auch spontan genannt, weil die emotionale Bedeutung so präsent ist, daß es gar nicht verdrängt/verleugnet werden kann.

Weitere Auslöser können Konflikte sein, die der Patient im Umgang mit sich selbst hat und als kränkend erlebt. Hierzu gehören z.B. das Erleben von Versagen und Scheitern (Prüfungen, Beruf). Ein weiterer typischer Auslöser kann sich aus Ablösungsproblemen vom Elternhaus ergeben. Weiterhin können Einsamkeit und die Unfähigkeit, eine Beziehung aufzunehmen, Auslöser für suizidales Verhalten sein.

Vermutlich sind schon bei der Erörterung der Auslöser Gefühle sichtbar geworden. Aus der Palette dieser Gefühle sollten nun Gefühle der Trauer und Verzweiflung selektiv verstärkt werden. So könnte man z.B. sagen: "Das, was Sie mir über Ihre Probleme mit Ihrem Partner berichtet haben, hat Sie offensichtlich sehr mitgenommen. Ich spüre, daß Sie über die ganze Situation sehr traurig sind."

Zum Ende der 1. Sitzung – wie auch zum Ende jeder weiteren Sitzung– hat es sich bewährt, die Zusammenfassung der wichtigsten Sitzungsinhalte vorzunehmen, und zwar sowohl durch den Patienten als auch durch den Therapeuten. Dabei sollten die wichtigsten Gefühle und die in der Stunde sichtbar gewordenen Problembereiche wiederholt werden. Die Sitzung kann etwa mit folgendem Hinweis enden: "Wir werden morgen unser Gespräch fortsetzen und wollen über frühere ähnliche Krisen in Ihrem Leben sprechen und auch über die Art und Weise, wie Sie damit fertiggeworden sind."

Mögliche Probleme/Schwierigkeiten: Als erstes kann es therapeutische Schwierigkeiten im Umgang mit der Abwehr des Patienten geben. Dies äußert sich dann so, daß der Patient nicht gesprächsbereit ist bzw. schweigt. Ferner zeigt es sich in einer Ambivalenz gegenüber dem therapeutischen Angebot. Er kann sich nicht eindeutig für die Krisenintervention entscheiden. Im weiteren kann der Suizidversuch bagatellisiert werden. Ein weiteres Symptom für Abwehr können zu starke Emotionen sein (anhaltendes Weinen, welches ein Gespräch unmöglich macht).

Wir schlagen zur Überwindung dieser Schwierigkeiten folgendes vor: Der Therapeut kann durch vermehrte Aktivität (z.B. durch die Exploration) und die damit verbundene Zuwendung für den Patienten darauf hoffen, daß sich der Patient ihm gegenüber eher öffnen kann. Der Therapeut kann auch Verständnis für die Ungewohntheit der Situation ausdrücken (Verbalisierungsvorschlag: "Ich kann gut verstehen, daß es nicht leicht für Sie ist, sich mir anzuvertrauen, wo ich doch zunächst ein Fremder für Sie bin.") Im Falle des Weinens könnte er sagen: "Möchten Sie mit mir über das Weinen sprechen?" Oder: "Ihre Verzweiflung wird mir sehr deutlich. Wollen wir darüber reden?"

Ein weiteres Problem kann sein, daß der Patient noch nicht weiß, ob er weitermachen will. In solch einem Fall könnte man sagen: "Gut, ich akzeptiere, daß Sie noch nicht wissen, ob Sie das wirklich wollen. Ich schlage aber vor, daß wir das Gespräch zu Ende führen und dann noch einmal über das Weitere reden." Wichtig ist dabei, erst die bejahenden Anteile zu beachten und zu werten. Der Therapeut kann auch sagen: "Was kann ich dazu tun, um Ihnen bei der Klärung dieser Frage zu helfen?"

Der abgewehrte, das Kriseninterventionsangebot abwertende Patient macht dem Therapeuten die größten Schwierigkeiten. Hier wird meistens die Tragfähigkeit der Beziehung zum Therapeuten getestet. Einem solchen Patienten könnte man sagen: "Sie haben vermutlich gerade eine Enttäuschung hinter sich, sind noch sehr verletzt und möchten in Ruhe gelassen werden." Damit signalisiert man dem Patienten, daß man eine Ahnung davon hat, wie stark und akut er verletzt ist, daß man das anerkennt und über dieses Verständnis dann doch noch in ein Gespräch kommt.

Bei schweigenden Patienten ist folgende Verbalisierung denkbar: "Ihr Schweigen hat vermutlich gute Gründe. Wenn ich Ihnen aber irgendwie helfen soll, ist es notwendig, daß wir miteinander sprechen."

Wenn sich die Abwehr des Patienten in Form von Bagatellisierung des Suizidversuchs zeigt, kann das zu besonderen Problemen führen. Der Therapeut sollte nicht mit dem Patienten "in den Ring steigen" und erreichen wollen, daß der Suizidversuch als solcher vom Patienten anerkannt wird. Er sollte vielmehr, dieses zur Kenntnis nehmend, das Gespräch auf scheinbar unverfänglichere Themen richten, z.B. die Zufriedenheit des Patienten am Arbeitsplatz. Sinn eines solchen Vorgehens ist es, dem Patienten seine Abwehr gegenüber der Erörterung des Suizidversuchs zunächst einmal zu lassen, aber nach der Verbesserung des Kontakts noch einmal darauf zurückzukommen. Wenn sich ein Patient so darstellt, daß er weder einen Suizidversuch gemacht noch überhaupt Probleme habe und auch bei weiteren Nachfragen dabei bleibt, muß dieses vom Therapeuten akzeptiert werden. Der Therapeut bietet in einem solchen Fall an, daß der Patient sich zu einem späteren Zeitpunkt wieder an ihn wenden kann. Wenn es Hinweise dafür gibt, daß der Patient nach wie vor suizidal ist, muß allerdings erwogen werden, den Patienten einzuweisen oder eine Zwangseinweisung zu veranlassen. Dabei muß damit gerechnet werden, daß sich die Beziehung noch mehr verschlechtert. Die dann sichtbar werdende Feindseligkeit muß als zunächst unvermeidlich akzeptiert werden.

Tabellarische Übersicht (1. Sitzung)

Ziele / Schwerpunkte

Wichtigste Gefühlsqualitäten: Trauer/Verzweiflung

- Gegenseitiges Kennenlernen
- Aufbau der therapeutischen Beziehung/Tragfähigkeit
- Aktueller Konflikt (Erzählenlassen, dann Balance zwischen Stützen und Strukturieren)

Inhalte

1. Formalisierter Sitzungsbeginn (ca. 5 min): Wie geht es dem Patienten momentan?
2. Beginn der Anamnese (vgl. Leitfaden) mit dem aktuellen Konflikt: Was ist vorgefallen?
3. Konfliktzentriertes Gespräch um die Auslöser für den Suizidversuch
4. Förderung der aktuellen emotionalen Prozesse durch selektive Verstärkung der Gefühlsqualitäten Trauer/Verzweiflung
5. Formalisiertes Sitzungsende (ca. 5 min):
   - Zusammenfassung durch Patient und Therapeut
   - wichtigste Gefühle
   - wichtigste kognitive Inhalte
   - Ankündigung des Themas für die nächste Stunde

Gegebenenfalls Erfahrungen mit der Art der Einweisung und auf der Intensivstation explorieren.

2. Sitzung

Ziele: Die Ziele der 2. Sitzung werden durch 2 Aspekte bestimmt: Die weitere Förderung von Trauer und Verzweiflung als führende Gefühlsqualitäten und die Exploration früherer Krisen und deren Bewältigungsstrategien. Bei der Exploration bzw. Darstellung solcher Krisen sollte ein besonderes Augenmerk auf die dabei sichtbar werdende Selbstwertproblematik/Vulnerabilität gelegt werden.

Vorgehen: Die Sitzung sollte mit einem kurzen Rückblick auf das, was der Patient inzwischen erlebt hat, beginnen. Dabei sind sowohl der äußere Rahmen als auch die inneren Prozesse wichtig. Danach bietet sich an, darauf hinzuweisen, daß noch eine Reihe von Informationen fehlen und die Anamnese fortgesetzt werden muß. Der Schwerpunkt dabei liegt auf der Exploration ähnlicher früherer Krisen und ihrer Bewältigung. Ein wichtiger Aspekt in diesem Zusammenhang ist die Enttäuschungsanfälligkeit und das fragile Selbstwerterleben des Patienten. Der Therapeut kann hierbei z.B. sagen: "Lassen Sie uns doch jetzt einmal darüber reden, ob diese Situationen etwas gemeinsam haben, ob sich vielleicht Dinge wiederholt haben." Wenn der Patient noch nicht weiß, was gemeint ist, könnte man noch konkreter fragen: "Wir sollten einmal zusammen überlegen, ob es Ihnen immer wieder passiert, sich in die "falschen Partner" zu verlieben."

Wenn die Exploration früherer Krisen abgeschlossen ist und man nun sinnvollerweise auf die Selbstwertproblematik überleitet, könnte man z.B. sagen: "Wenn ich mir das jetzt so vorstelle, so ist für mich gut nachvollziehbar, daß Sie immer wieder sehr erschüttert worden sind und Ihr Selbstbewußtsein schwer getroffen wurde." An diesem Punkt kann die Enttäuschungsanfälligkeit und Verletzlichkeit des Patienten fokussiert werden. Die Erörterung der Selbstwertproblematik kann zu einer zusätzlichen Labilisierung führen, so daß darauf geachtet werden sollte, daß auch die Fähigkeiten des Patienten vom Therapeuten hervorgehoben werden.

Bei dem gemeinsamen Sitzungsrückblick werden wieder die wichtigsten Gefühle und Themen der Stunde angesprochen, wobei der Therapeut bevorzugt diejenigen Gefühlsqualitäten hervorheben sollte, die mit Trauer/Verzweiflung in dieser oder der letzten Stunde zu tun hatten. Dabei können Trauer/Verzweiflung zusammengesetzt sein aus der Reaktion über den verlorenen Liebespartner und das eigene Unvermögen, diesen Menschen zu halten. Weiter ist es wichtig, die besprochene Selbstwertproblematik noch einmal zusammenzufassen.

Mögliche Probleme/Schwierigkeiten: Zunächst ist wieder die Abwehrseite
wichtig. Zum Beispiel erklärt der Patient zu Beginn der 2. Stunde, daß seiner Meinung nach die Krise überwunden sei und die 1. Sitzung schon gut
geholfen habe. Nun brauche er keine Therapie mehr und wolle entlassen
werden. Der Therapeut muß überlegen, ob er den Entschluß des Patienten
noch einmal hinterfragen oder ob er den "verstockten" Patienten ziehen lassen will. In dem Zusammenhang muß man sich natürlich fragen, ob hier
nicht dadurch ein Therapiehindernis vorliegt, daß der Therapeut sich abgelehnt fühlt und entsprechend feindselig reagiert. Wenn der Therapeut den
Patienten halten möchte, könnte er z.B. folgendes sagen: "Ich freue mich,
daß es Ihnen besser geht, denke aber, daß wir bisher nicht genug Zeit hatten, um Ihre Probleme genau anzusehen. Daher möchte ich Ihnen vorschlagen, daß wir uns diese Zeit doch noch nehmen sollten."

Im weiteren kann es beim Patienten zu einer Labilisierung durch die 1.
Stunde gekommen sein. Der Patient kann darauf so reagieren, daß er sich
schützen und deshalb entlassen werden will. Er kann sich auch dadurch
emotional "in Sicherheit bringen", daß er zwar die Krisenintervention fortsetzen will, aber verschlossen und intellektualisierend wird. Hierbei ist folgende Verbalisierung denkbar: "Ich habe den Eindruck, daß Sie heute
gefühlsmäßig verschlossener sind. Ist irgendetwas passiert?"

Der Therapeut sollte dabei v.a. den sozialen Rahmen bedenken (Interaktionen des Patienten mit Partner/Eltern/Freunden und/oder Pflegeper-
sonal/anderen Patienten) sowie eine mögliche Verarbeitung der Emotionen
aus der 1. Stunde (Scham, Schuld, Verleugnung, Verdrängung).

Ein weiteres Problem kann sich dadurch ergeben, daß der Patient nicht
an die "weichen" Gefühle (Trauer/Verzweiflung) heran will und auf andere
Gefühle/Inhalte zu sprechen kommt (z.B. Distanzierungswünsche). Man
könnte dann z.B. sagen: "Mir fällt auf, daß Sie sehr schnell Ihre Gefühle der
Trauer und Verzweiflung verlassen haben, als ob Ihnen diese Gefühle unangenehm wären."

Die in dieser 2. Sitzung **beginnende Exploration der Selbstwertproblematik** des Patienten kann sich so gestalten, daß der Patient sich als
Opfer von "bösen Anderen" darstellt und damit die eigene Beteiligung an
problematischen Interaktionen weitgehend oder ganz abwehrt. Der Therapeut wird dann also den Wunsch verspüren, ihm diesen eigenen Anteil doch
zu spiegeln, aber dabei Gefahr laufen, daß der Patient dies als Vorwurf erlebt und sich gekränkt zurückzieht. Der Therapeut muß daher die Reflexion
über den möglichen eigenen Anteil vorsichtig formulieren und kann z.B.
sagen: "Sie kennen doch sicher andere Paare und deren Schwierigkeiten,

20

und als Außenstehender hat man ja häufig den Eindruck, daß beide daran beteiligt sind. Ich schlage Ihnen darum vor, daß wir einmal zusammen schauen, welcher Anteil der Probleme auf Ihr Konto gehen könnte". Der Therapeut sollte sich zu diesem Punkt bewußt machen, daß die Beleuchtung und Analyse eigener Anteile für viele Patienten etwas sehr Kränkendes hat und auch Scham- und Schuldgefühle mobilisieren kann, so daß damit zu rechnen ist, daß diese Selbstreflexion immer wieder verlassen wird.

Tabellarische Übersicht (2. Sitzung)

Ziele / Schwerpunkte

Wichtigste Gefühlsqualitäten: Trauer/Verzweiflung

- Ausbau der therapeutischen Beziehung
- frühere Krisen (-anlässe) sammeln
- Bewältigungsstrategien/Verhaltensaktiva erfragen
- Selbstwertproblematik explorieren

Inhalte

1. Formalisierter Sitzungsbeginn (ca. 5 min):
   - Wie geht es dem Patienten momentan?
   - Ist in der Zwischenzeit etwas Wichtiges vorgefallen?
     (z.B. Besuch gekommen) und Reaktion/Verarbeitung
   - ggf. bedeutsame Gespräche mit Personal/Mitpatienten und
     Reaktion/Verarbeitung
   - Ist dem Patienten zur letzten Stunde noch etwas eingefallen/hat er
     den Faden weiter gesponnen?
2. Fortführung und Abschluß der Anamnese (vgl. Leitfaden):
   Exploration ähnlicher Krisen und typischer Konfliktkonstellationen und
   ihre (Nicht-) Bewältigung
3. Beginn der Erörterung der Selbstwertproblematik
   Ermittlung der Verhaltensaktiva, auf die die Therapie aufbauen kann
4. Förderung der aktuellen emotionalen Prozesse durch selektive
   Verstärkung der Gefühlsqualitäten Trauer/Verzweiflung
5. Formalisiertes Sitzungsende (ca. 5 min):
   - Zusammenfassung durch Patient und Therapeut
   - wichtigste Gefühle
   - wichtigste kognitive Inhalte
   - Ankündigung des Themas für die nächste Stunde

---

3. und 4. Sitzung

Ziele: In diesen beiden Sitzungen geht es v.a. um die Bewertung des Anamnesematerials, d.h. um das Aufzeigen von Zusammenhängen und Parallelen zwischen früher und heute. Dann sollte die Sichtung der Selbstwertproblematik weitergehen. In dieser mittleren Phase ist die **Fokussierung der Gefühle auf die Bereiche Protest/Wut** notwendig.

Vorgehen: Die Anamnese muß zu diesen beiden mittleren Sitzungen so weit komplettiert sein, daß der Versuch gemacht werden kann, dem Patienten ein Verständnisangebot zu machen. Gemeint ist, daß der Therapeut verbalisiert, wie er die Hauptkonflikte des Patienten in Beziehungen und gegenüber sich selbst bisher gesehen und verstanden hat. Dabei wird er sich auf den gemeinsamen Nenner der Krisen konzentrieren (z.B. typische Auslöser/Konstellationen: Trennungen/Kränkungen; der Patient verliebt sich ausschließlich in Partner, die gebunden sind und von daher für eine Zweierbeziehung nicht infrage kommen. Eine Patientin verliebt sich immer wieder in Männer, die sie ausnutzen und dann fallenlassen. Eine andere Patientin gerät immer wieder an Männer mit Suchttendenzen und merkt dies immer zu spät).

Ein weiterer Schwerpunkt in diesen beiden Sitzungen wird darauf liegen, mit dem Patienten diejenigen Situationen aufzusuchen, in denen er sehr leicht emotional reagierte und dekompensierte. (Mögliche Inhalte: Was können das für Situationen sein? Anregungen/Kritik werden als Aggression umgedeutet; Situationen, in denen der Partner etwas konstruktiv kritisiert, werden vom Patienten als Vorwurf mißverstanden, als Angriff umgedeutet und dann als Anlaß hergenommen, eine heftige emotionale Auseinandersetzung über die negativen Seiten der Partnerschaft und das erlebte Unrecht zu führen).

Ein weiterer Bereich ist das Thema "Eifersucht und Sich-ungeliebt-fühlen". So berichtet z.B. der Partner einer Patientin von einem Gespräch mit einer Kollegin über das Klima am Arbeitsplatz, und die Patientin wähnt, daß diese Frau in ihren Mann verliebt sein müsse und ihn das sicher nicht kalt lasse. Dann folgt eine typische heftige Eifersuchtsszene.

Eine Patientin ist ausnahmsweise müde und abgespannt und will keinen Geschlechtsverkehr. Der Mann fühlt sich abgelehnt, entwertet und denkt an Trennung.

Aus allen 3 Beispielen ist die Selbstwertproblematik als gemeinsamer Nenner/Hauptmotiv zu erkennen.

In diesen beiden mittleren Sitzungen sollte der Therapeut an den Stellen/Situationen im Gespräch, an denen es sich emotional anbietet, aggressive Gefühlsinhalte (Protest/Wut) akzentuieren. Dieses hat nicht nur einen kathartischen Charakter (der Patient muß nicht auf seiner Wut sitzenbleiben), sondern auch den Sinn, an konkreten Beispielen eine Art "Aggressionsanamnese" zu erheben und gemeinsam mit dem Patienten zu sehen, welche spezifische Art und Weise er hat, mit wütenden Affekten umzugehen. Bevorzugt sollten diese an der jetzigen Krise abgehandelt werden.

Mögliche Probleme/Schwierigkeiten: Viele Patienten haben große Mühe, aggressive Gefühle zuzulassen und zu verbalisieren. Der Therapeut kann folgendes sagen: "Mir fällt auf, daß bei allem, was Sie mir geschildert haben, nie von Ihrem Ärger die Rede war. Haben Sie den gar nicht gespürt, oder fällt es Ihnen schwer, darüber zu sprechen?"

Oder: "Wenn ich all das überdenke, was Sie mir erzählt haben, frage ich mich, wie Sie es gemacht haben, sich dabei nicht zu ärgern oder wütend zu werden?"

Mit diesen Verbalisierungshilfen kann der Therapeut dem Patienten zeigen, daß für ihn Ärger und Wut verständliche, zu erwartende Reaktionen sind, über die man auch miteinander sprechen kann. Wir haben bei der Auswertung unserer Kriseninterventionen festgestellt, daß die Verbalisierung aggressiver Affekte für viele Patienten das größte Problem überhaupt war. Die beteiligten Therapeuten haben dieses Aggressionstabu manchmal übernommen, da sie diese Gefühle nicht selektiv aufgegriffen und die Patienten nicht auf deren Unterlassungen angesprochen haben.

Eine weitere Schwierigkeit kann darin bestehen, daß der Patient die Suche nach einem möglichen gemeinsamen Nenner von Problemkonstellationen bzw. die Suche nach den eigenen Anteilen daran nicht mitvollziehen kann, sondern an Zufälle oder widrige Umstände glaubt, deren Opfer er geworden ist. In solch einem Fall könnte man z.B. sagen: "Wir haben jetzt gemeinsam einige Krisen in Ihrem Leben angeschaut, und ich habe den Eindruck gewonnen, daß Sie sich dabei ganz hilflos und ausgeliefert gefühlt haben. Dabei fehlt aber die Überlegung, was Sie selbst dazu beigetragen haben könnten."

Eine Aggressionshemmung kann auch dadurch bedingt sein, daß ein Patient in seiner Kindheit eine Form elterlicher Aggression (z.B. Schläge) erlebt hat, mit der Folge des Vorsatzes, so selbst nie werden zu wollen. Dieses bedeutet für die Therapie, daß die Aufforderung, sich mit aggressiven Affekten auseinanderzusetzen, mit dem gewählten Ideal der Friedfertigkeit kollidiert. In solch einem Fall könnte man z.B. sagen: "Versuchen Sie sich daran zu erinnern, wie Sie mir Ihren Vater beschrieben haben – nämlich wie es besonders unter Alkohol zu aggressiven Ausbrüchen und Tätlichkeiten gegen Ihre Mutter, aber auch gegen Sie und Ihre Geschwister kam. Sie haben mir geschildert, wie Sie ihn dafür verachtet haben. Von daher könnte es möglich sein, daß Gefühle von Aggressivität und Wut für Sie selbst als Verhaltensweisen nicht infrage kommen."

Es ist wichtig und vom Therapeuten zu bedenken, daß viele Suizidpatienten eine Aggressionshemmung internalisiert haben, so daß die Auseinandersetzungen mit Aggressionen und Wut von ihnen nicht als etwas Kreatives, sondern als weiteres, das Selbstwertgefühl labilisierendes Negativum gewertet wird. Hier muß der Therapeut die Fähigkeit der Auseinandersetzung mit Aggressionen als etwas Positives, Wünschenswertes, Ich-Stärkendes darstellen. Da zum Selbstbild vieler Therapeuten lediglich Empathie und Friedfertigkeit, aber nicht die Auseinandersetzung mit Aggressionen und Wut gehören, kann die Vermittlung eines positiven Verständnisses von Aggression zusätzlich erschwert werden.

Tabellarische Übersicht (3. und 4. Sitzung)

Ziele / Schwerpunkte

Wichtigste Gefühlsqualitäten: Protest/Wut
- Zusammenhänge/Parallelen herstellen
- Selbstwertproblematik fortsetzen
- Verhaltensaktiva verstärken

Inhalte

1. Formalisierter Sitzungsbeginn (ca. 5 min): s. 2. Sitzung
2. Anhand des Anamnesematerials sollen Zusammenhänge und Parallelen so aufgezeigt/gefühlsmäßig nachvollzogen werden können
   - Erörterung der Gemeinsamkeiten von Situationen, bei denen der Patient sehr emotional reagierte und dekompensierte
3. Fortsetzung der Erörterung der Selbstwertproblematik und der Verhaltensaktiva, auf die die Therapie aufbauen kann
4. Förderung der aktuellen emotionalen Prozesse durch die selektive Verstärkung der Gefühlsqualitäten Protest/Wut

5. Formalisiertes Sitzungsende (ca. 5 min):
   – Zusammenfassung durch Patient und Therapeut
   – wichtigste Gefühle
   – wichtigste kognitive Inhalte
   – Ankündigung des Themas für die nächste Stunde

5. Sitzung

Ziele: In dieser Sitzung sollte eine konkrete Planung der nächsten Tage eingeleitet werden. Weiter sollen neu auftretende Krisen besprochen werden. Schließlich und schwerpunktmäßig soll es um ein allmähliches Herausführen aus der Krise durch die **Induzierung von Distanz und Neuorientierung** gehen.

Vorgehen: Die letzten beiden verbleibenden Sitzungen dienen der Vorbereitung des Endes der Krisenintervention. Nachdem man – wie auch in den vergangenen Sitzungen üblich – zunächst die Eingangsfragen gestellt hat, beginnt man etwa folgendermaßen: "Im letzten Drittel unserer Zusammenarbeit möchte ich mit Ihnen über den Abschluß der Kurztherapie sprechen und über die Planung der Schritte für die unmittelbar nächste Zeit." Dann sollen die für die verbleibende Zeit wichtigsten Punkte der Reihe nach angesprochen werden. Zunächst geht es um eine Bewertung des Erlebens der Krisenintervention insgesamt. Dann geht es um die Probleme, die die Trennung vom Therapeuten mit sich bringen. Im weiteren geht es um das gedankliche Vorbereiten möglichen Verhaltens in neuen Krisen. Ferner ist eine gedankliche Auseinandersetzung mit der persönlichen und sozialen Situation notwendig. Hier sind folgende Verbalisierungen möglich: "Lassen Sie uns gemeinsam überlegen, welche Schwierigkeiten in der nächsten Zeit zu erwarten sind." Bevorzugte Punkte sind in diesem Zusammenhang die Partnersituation, der Arbeitsplatz, soziale Kontakte, Befürchtungen, wegen des Suizidversuchs diskriminiert zu werden (z.B. wenn es beim Abholen durch den Rettungswagen Zeugen gegeben hat). Hierbei schlagen wir folgende Verbalisierung vor: "Die meisten Menschen haben in ihrem Leben immer mal wieder Krisensituationen. Viel leicht können wir einmal solch eine künftige Krise vorwegnehmen und gemeinsam überlegen, was zu der Krise führen könnte und was Sie dagegen tun könnten." Falls sich das gleiche Krisenreaktionsmuster abzeichnet, sollten mit dem Patienten Alternativen erar beitet werden. Als nächster Schritt sollte auch erörtert werden, welche Personen der Patient in welcher Reihenfolge in einer neuen Krisensituation ansprechen könnte. Dazu ist natürlich wichtig, daß der Patient vorher rechtzeitig wahrnimmt, wie sich Krisen bei ihm anbahnen. Die wichtigsten Anzeichen sind nach unserer Erfahrung: innere Unruhe, Schlafstörungen (verminderter Schlaf), Konzentrationsstörungen und Gedankenabschweifen, Deprimiertheit, Grübelzirkel, Erleben von innerer Leere und Sinnlosigkeit, Eßstörungen, Libidostörungen und Suizidgedanken.

Dieses prospektive therapeutische Vorgehen soll die allmähliche Distanzierung von der derzeitigen Krise und eine langsame Neuorientierung ermöglichen.

Mögliche Probleme/Schwierigkeiten: Das Therapieende kann zu einem Wiederaufflammen der Symptome und damit zu einer Verschlechterung des Befindens führen: Der Patient will folglich länger bleiben. Der Therapeut muß sich nun überlegen, ob der psychische Zustand des Patienten aus seiner Sicht wirklich so gravierend ist, daß eine Weiterführung der Therapie notwendig wird bzw. die Entlassung noch nicht erfolgen kann. Dabei ist die Einschätzung von Depressivität und Suizidalität essentiell. Andererseits kann es aber auch sein, daß der Patient sich vom Therapeuten, der ihn verstanden hat, nicht so schnell lösen möchte. Hier könnte der Therapeut z.B. sagen: "Sie haben mir erzählt, daß Sie sich bislang kaum von jemandem richtig verstanden gefühlt haben. Das war hier ja anders, und von daher macht Ihnen die anstehende Trennung zu schaffen. Wir haben in den Sitzungen auch immer Ihre Stärken besprochen, das, was Sie gut können, und ich denke, daß Sie sich darauf auch beim Therapieende stützen können. In der nächsten Sitzung werden wir aber auch noch darüber reden, wie es für Sie therapeutisch weitergehen kann, falls es nötig sein sollte."

Es gibt Patienten, bei denen sich herausstellt, daß die Vorstellung eines veränderten Verhaltens bei neuen Krisen dadurch behindert ist, daß sie sich keine Veränderung in ihrem Erleben und Verhalten vorstellen können. Dies kann die Indikation für eine längerfristige Weiterbehandlung sein, da es sich beim Problem des Patienten um Einengung und Wiederholung handelt. Dies gilt natürlich noch viel mehr für den Fall, daß der Patient auch in den letzten beiden Stunden in seinen Emotionen so stark ver haftet ist (z.B. Depression, Wut, Suizidgedanken), daß eine Distanzierung so rasch nicht möglich ist. Dies könnte sich neben inneren Gründen des Patienten auch aus Interaktionen ergeben, die zwischen den einzelnen Sitzungen mit dem Partner, mit Eltern, Freunden oder Personen auf der Station stattgefunden haben.

Andererseits kann ein Patient auch einen als unrealistisch erscheinenden Optimismus zeigen, wenn er z.B. sagt, daß er alles im Griff habe und jede weitere Krise ausschließt. Der Therapeut wird dies als Bagatellisierung auffassen und vorsichtig relativieren, indem er z.B. sagt: "Sie geben mir den Eindruck, daß Sie wieder stark sind und alles im Griff haben. Ich freue mich darüber, aber niemand ist endgültig gegen weitere Krisen gefeit. Ich finde es daher gut, wenn wir aus Ihrer momentanen Stärke heraus über weitere mögliche Krisenanlässe reden."

Sollte in einer der beiden vorangegangenen Sitzungen ein gemeinsames Gespräch mit dem Partner stattgefunden haben, wäre die Reaktion des Patienten darauf ebenfalls anzusprechen. Die Sitzung sollte mit dem Hinweis beendet werden, daß die Möglichkeit besteht, daß der Patient in der Abschlußsitzung noch all das ansprechen kann, was er möchte.

Tabellarische Übersicht (5. Sitzung)

Ziele / Schwerpunkte

Wichtigster Schritt: Distanzierung/Neuorientierung
– Konkrete Vorhaben/Verhaltensaktiva festlegen

Inhalte

1. Formalisierter Sitzungsbeginn (ca. 5 min): s. 2. Sitzung
2. Beginn der Abschlußexploration (vgl. Leitfaden):
   – konkrete kurz- und mittelfristige Pläne durchsprechen
   – konkrete Möglichkeiten der (kurzfristigen) Verhaltensänderung
   – Verhalten vor/bei erneuter Krise (rechtzeitiges Erkennen; mögliche Ansprechpartner zur Abwendung erneuter Suizidalität)
3. Förderung der aktuellen emotionalen Prozesse durch selektive Verstärkung der Gefühle, die Distanzierung / Neuorientierung ermöglichen
4. Formalisiertes Sitzungsende (ca. 5 min):
   – Zusammenfassung durch Patient und Therapeut
   – wichtigste Gefühle
   – wichtigste kognitive Inhalte
   – Ankündigung des Themas für die letzte Sitzung

6. Sitzung

Ziele: In der letzten Sitzung geht es schwerpunktmäßig um die "Abnabelung" des Patienten von Therapeut und Kurztherapie. Es soll zu einer **Zusammenfassung des Erlebens der Krisenintervention** kommen, weiter sollen die **Veränderungsmöglichkeiten für die Zeit nach der Krisenintervention** konkretisiert werden. Schließlich muß geprüft werden, ob die Entlassung erfolgen kann.

Vorgehen: Der Kontakt wird mit der Aufforderung eröffnet, was der Patient aus der letzten Stunde noch von sich aus ansprechen möchte. Darauf soll allerdings nur in einem eng begrenzten Rahmen eingegangen werden. Da diese Sitzung auch wesentlich unter dem Aspekt der Trennung steht, sollte der Therapeut folgende Punkte ansprechen:

Ist das Ende der Therapie indiziert und wird es vom Patienten akzeptiert?

Welche Gefühle lösen Trennung und Therapieende aus (Reflexion bei Patient und Therapeut)?

In dieser letzten Sitzung wird der Prozeß der gemeinsamen Rückschau auf die Krisenintervention fortgesetzt und abgeschlossen. Wenn Trennungserlebnisse das Leitthema waren, ist besonderer Wert auf das Erleben der Trennung vom Therapeuten zu legen. Dabei kann z.B. wie folgt verbalisiert werden: "Ich möchte Sie fragen, wie Sie die Stunden mit mir erlebt haben und wie Sie sich jetzt in unserer letzten Stunde fühlen. Ist der Abschied für Sie akzeptabel?" Oder man kann indirekter fragen: "Mit welchen Gefühlen sehen Sie der Entlassung entgegen?" Der Therapeut sollte sich darauf einstellen, daß bei einem Teil der Patienten Ambivalenzen sichtbar werden können, daß viele gemischte Gefühle als negativ erlebt werden. Sie sind aber ein allgemein-psychologisches Phänomen! Der Therapeut sollte sich in der letzten Sitzung klar darüber werden, ob die Distanzierung von der gegenwärtigen Krise soweit gelungen ist, daß der Patient entlassen werden kann. Falls nicht sollte, wie schon in der letzten Sitzung angedeutet, eine Nachbehandlung oder weitere stationäre Behandlung ins Auge gefaßt werden.

Mögliche Probleme/Schwierigkeiten: Neben den bereits in der 5. Sitzung aufgezählten Problemen können noch folgende weitere eine Rolle spielen: Wenn eine Nachbehandlung vorgeschlagen und akzeptiert ist, kann die Suche nach einem geeigneten Therapeuten u.U. schwierig sein. Dennoch muß daran erinnert werden, daß zur Verbesserung der Compliance gerade dieser Patientengruppe nicht nur ein fester Therapeut, sondern auch ein fest vereinbarter erster Termin notwendig sind.

Falls die Krisenintervention in der Klinik durchgeführt wurde, könnte trennungserschwerend hinzukommen, daß der Patient den stationären Rahmen als angenehm und verwöhnend erlebt hat, und daß ihm von daher die Entlassung, nach der er selber wieder alles in die Hand nehmen muß, schwerfällt.

Falls Patienten in eine irreversible Partnersituation kommen (der Suiziddappell hat außer dem Umstand, daß der Patient therapeutische Hilfe bekommen hat, nichts beim Partner bewirkt) und genau in diese Situation hinein entlassen werden müssen, soll folgendes bedacht werden: Es sollte darüber gesprochen werden, ob der Suizidversuch vielleicht das geheime Ziel hatte, den Partner zum Bleiben zu bewegen, und wie es nun für den Patienten ist, daß das nicht erreicht werden konnte. Dabei ist natürlich zu beachten, daß dieses Problem meist unbewußt ist und von daher mit Widerstand zu rechnen ist. In solch einem Fall wird der Patient gefragt, wie er damit umgeht, daß sich nichts geändert hat. Man könnte z.B. sagen: "Wie stellen Sie sich die Beziehung weiter vor?" Falls es zu einer Trennung gekommen ist: "Wie werden Sie mit dem Alleinsein zurechtkommen? Wie sollte ein neuer Partner sein?"

Abschließende Vereinbarungen: Als erstes ist natürlich wichtig, falls indiziert, die Nachbehandlung fest zu vereinbaren. Dann soll ein Nachgespräch (nach 4-6 Wochen) fest terminiert und dem Patienten auch begründet werden. Dem Patienten wird gesagt, daß es sinnvoll ist, nach 4-6 Wochen zu schauen, wie es weitergegangen ist, ob sich Probleme gelöst haben oder neue hinzugekommen sind. Ob die Nachbehandlung zustande gekommen ist, wie sie gelaufen ist und ob ggf. jetzt die Indikation für eine Nachbehandlung notwendig ist. Auf jeden Fall ist dabei zu beachten, daß der Termin für das Nachgespräch schon fest vereinbart und schriftlich festgehalten wird. Bei neuen Krisen sehr bald nach Entlassung kann dieser Termin natürlich auf Wunsch des Patienten vorgezogen werden. Falls dem Therapeuten eine Nachbehandlung notwendig erscheint, kann es erforderlich werden, den Patienten hierzu zu motivieren. Er muß ausführlich begründen, weshalb er eine solche Nachbehandlung für notwendig hält.

Tabellarische Übersicht (6. Sitzung)

Ziele / Schwerpunkte

Wichtigster Schritt: Distanzierung/Neuorientierung

– Beendigung der therapeutischen Beziehung
– Eventuell weitere Vereinbarungen/Termine

Inhalte

1. Formalisierter Sitzungsbeginn (ca. 5 min): s. 2. Sitzung
2. Fortsetzung und Beendigung der Abschlußexploration (vgl. Leitfaden): wie Punkt 2, 5. Sitzung
3. Gegebenenfalls Trennung vom Therapeuten problematisieren (besonders wichtig, wenn Trennungserlebnisse das "Leitthema" waren)
4. Förderung der aktuellen emotionalen Prozesse durch selektive Verstärkung der Gefühle, die Distanzierung/Neuorientierung ermöglichen
5. Formalisiertes Sitzungsende (ca. 15 min):
   – Zusammenfassung durch Patient und Therapeut
   – Was war das Wichtigste?
   – Welche emotionalen und kognitiven Prozesse wurden deutlich?
   Falls erforderlich:
   – Weitere Therapiemotivation
   – Weitere Vereinbarungen/Termine

2.7 Weitere therapeutische Hinweise

Einbeziehung von Konflikt- und Bezugsperson(en) in die Krisenintervention

Wenn sich herausstellt, daß die momentane Krise des Patienten wesentlich durch einen Partnerkonflikt ausgelöst wurde und der Partner des Patienten noch erreichbar ist, d.h. keine Trennung stattgefunden hat bzw. unter dem Eindruck des Suizidversuchs die Trennung rückgängig gemacht wurde, ist es u.E. sinnvoll, diesen Partner in die Therapie einzubeziehen. Dazu schlagen wir folgendes vor: Man sollte den Patienten am Ende des 1. Drittels der Krisenintervention fragen, ob er/sie bereit ist, daß eine der beiden nächsten Sitzungen gemeinsam mit diesem Partner durchgeführt wird. Daraufhin wird der Partner (auch Elternteil, Geschwister, Vormund usw.) eingeladen, an einer Sitzung teilzunehmen – unabhängig davon, ob er den Patienten schon auf der Station besucht hat oder nicht. Wir haben gerade diesen Zeitpunkt innerhalb der Krisenintervention gewählt, weil diese mittlere Phase der Auseinandersetzung mit Protest und Wut gilt. Nach unserer Erfahrung ist zu diesem Zeitpunkt noch die Bereitschaft gegeben, sich mit diesen negativen Affekten auseinanderzusetzen. Erst danach ist im letzten Drittel eine Distanzierung und Neuorientierung sinnvoll und möglich.

In dem Dreiergespräch in der 3. und 4. Sitzung sollten *folgende Themen* angesprochen werden:

– Im Hinblick auf den Partner: Wie erlebt und beurteilt der Partner die derzeitige Krise des Patienten? Wie beurteilt er die derzeitige Situation der Partnerschaft (Konfliktbereiche)? Welche Chancen gibt er der Partnerschaft noch? Was will und hofft der Partner (Wünsche an den Patienten und die Beziehung)? Was will der Partner zu einer Lösung beitragen?

– Der Patient wird gebeten, zu folgenden Punkten Stellung zu nehmen: Welche Rolle spielte der Partner beim Entstehen der momentanen Krise? Welche Wünsche hat er an den Partner? Welche Gefühle hat er? Wie beurteilt er die weiteren Chancen der Partnerschaft? Was will der Patient zu einer Lösung beitragen (eine Lösung kann übrigens auch eine Trennung sein)?

Der Therapeut wird die Interaktion des Paares inhaltlich nach diesen Punkten strukturieren und sollte dabei folgendes beachten: Erfahrungsgemäß wird er anfänglich direkt angesprochen und zum Richter gemacht – der Therapeut bittet das Paar, sich das gegenseitig sagen, was sie ihm sagen wollen. Der Vorteil für den Therapeuten ist dabei, daß er dann die Gelegenheit hat, die Qualität der Interaktion zu beobachten und daraus therapierelevante Schlüsse zu ziehen. Spätestens nach einem Drittel der zur Verfügung stehenden Zeit sollte der Therapeut erstmals eingreifen, indem er dem Paar mitteilt, wie er die Interaktion erlebt. So sagt er z.B.: "Mir fällt auf, daß Sie sich große Vorwürfe machen und jeder dem anderen die Schuld an den Konflikten zuschiebt. Ich glaube, daß Sie so nicht weiterkommen. Ich denke, wir sollten lieber darüber reden, welche Gefühle Sie noch füreinander haben und auf welcher Grundlage die Partnerschaft zur Zeit steht."

Der Therapeut wird die unterschiedlichsten Gefühle zu hören bekommen. Er kann aber nicht auf das gesamte Spektrum eingehen, sondern muß selektiv vorgehen. Diese Phase ist besonders heikel, da sich nun die Frage stellen könnte, ob er mehr auf die bindenden oder trennenden Gefühlsqualitäten beim Paar eingehen soll. Der Therapeut reflektiert gemeinsam mit den Partnern die geäußerten positiven und negativen Anteile der Beziehung und bittet das Paar, zu überlegen, ob die bindenden oder die trennenden Anteile der Partnerschaft stärker sind. Dieser Prozeß kann in der gegenwärtigen Phase nur angeregt werden – es ist darauf zu achten, daß der Therapeut in der Situation keine Entscheidung verlangt. Damit könnte das Gespräch offen enden, da es uns zu diesem Zeitpunkt als viel zu früh erscheint, von beiden Entscheidungen bezüglich der Partnerschaft zu erwarten oder gar zu verlangen.

Falls kein Partner (mehr) zur Verfügung steht, kommen besonders bei jüngeren Patienten häufig ein oder beide Elternteile zu Besuch. Falls der suizidale Konflikt sich auf die Eltern bezieht, empfiehlt sich ein ähnliches Vorgehen wie eben beschrieben. Für den Fall, daß die suizidale Krise aus einer enttäuschend verlau fenden Beziehung herrührt, der Partner aber nicht mehr erreichbar ist, kann ebenfalls ein Gespräch mit einem oder beiden Elternteilen angeboten werden. Wenn das für sinnvoll und wünschenswert gehalten wird, sollten dabei *folgende Inhalte* angesprochen werden: Zunächst die Exploration aus der Sicht der Eltern von der derzeitigen Krise ihres Kindes. Die Exploration der Wünsche des Patienten an die Eltern im Hinblick auf die Bewältigung der Krise, denn die Eltern stellen ja den wichtigsten Teil des sozialen Netzes, der sozialen Unterstützung dar. Es ist dabei darauf zu achten, daß beide Seiten die Unterstützung wol len. Eine bindende Vereinbarung bzw. verbindliche Beschlüsse sind allerdings auch in diesem Setting zu vermeiden, da dies noch viel zu früh ist.

Umgang mit suizidalen Krisen während der Kurztherapie

1. Krisenanlässe

Grundsätzlich ist davon auszugehen, daß in einer Kurztherapie nach Suizidversuch die Suizidalität nicht automatisch kontinuierlich abnimmt. Auch im Verlauf der Therapie kann es immer wieder einmal aus unterschiedlichen Gründen zu einer Aktualisierung der suizidalen Impulse kommen.

Folgende Gründe lassen sich dafür finden:
- Zunächst können die Umstände der Aufnahme problematisch sein. Es kann zu Kränkungssituationen in der erstversorgenden Institution kom-

men und subjektiv verstörenden Umständen bei der Aufnahme in die psychiatrische Klinik (z.B. auf die geschlossene Station).
– Problematisch kann der Kontakt zum Konfliktpartner sein. Dieser kommt z.B. zu Besuch und bekräftigt seine Trennungsabsicht. Oder es kommt zu Vorwürfen von Partner/Eltern/Freunden wegen des Suizidversuchs.
– Anlässe können sich auch direkt aus der Therapie und der Interaktion mit dem Therapeuten ergeben. Suizidalität kann iatrogen durch Therapeutenfehler bewirkt werden. Außerdem kann die Kurztherapie erneut Abwehr und Selbstwertgefühl des Patienten durch ihr direktives, konfliktzentriertes Vorgehen labilisieren.
– Schließlich spielt auch der soziale Rahmen außerhalb der Therapie eine wichtige Rolle. Besonders zu beachten ist eine Verschlechterung der sozialen Situation, z.B. am Arbeitsplatz durch Kündigung.

Für das therapeutische Vorgehen ergeben sich daraus folgende Konsequenzen:

Einflüsse durch den Therapeuten und die Behandlungstechnik:

Unerfahrene Therapeuten können über eine (vorübergehende) Suizidalität erschrocken sein. Sie übersehen dabei, daß es innerhalb eines therapeutischen Prozesses durchaus üblich ist, daß es bei bestimmten Themen zu emotionalen Zuspitzungen kommen kann und damit auch zu erneuter Suizidalität. Dies kann jedoch im Gegenteil positiv gesehen werden, denn eine solche Zuspitzung kann auch ausdrücken, daß der Patient gefühlsmäßig erreichbar und damit offen ist, und zwar sowohl für die Themen als auch für die Intervention des Therapeuten. Aus unserer Sicht ist eher Skepsis angebracht, wenn sich die Suizidalität schon zu Beginn der Therapie auffällig rasch verringert, sich der Patient sofort gebessert und der Therapeut sich erleichtert fühlt, daß die Suizidalität kein Thema mehr ist. Manchen Therapeuten entgeht dabei, daß dieses Ausdruck einer gemeinsamen Abwehr gegenüber dem Thema Suizidalität sein kann.

Zunächst ist zu fragen, was seitens des Therapeuten zu einer erneuten Suizidalität führen kann. Eine Labilisierung mit der Folge einer vorübergehenden Verstärkung der Suizidalität kann sowohl durch den Therapeuten als auch durch den Patienten bedingt sein. Der Therapeut kann, ohne es zu bemerken, den Patienten z.B. mit verschiedenen Interventionen kränken und verletzen. Dies tritt immer dann ein, wenn er den Fehler macht, die – wenn auch problematische – derzeitige Beziehung des Patienten zu seinem

Partner zu kritisieren, in Frage zu stellen oder gar zu einer Trennung zu raten. Der Therapeut sieht dabei nicht den Unterschied zwischen seiner subjektiven Wahrnehmung der Qualität der Beziehung und der Sicht, die der Patient in seiner Abhängigkeit und seinen Trennungsängsten davor hat.

Vielleicht fordert der Therapeut auch zu schnell eine Aufgabe der Abwehr im Sinne von einer zu raschen Bereitschaft zur Öffnung und einer "totalen Kommunikation über Gefühle". Junge, unerfahrene und die Möglichkeiten von Psychotherapie idealisierend überschätzende Therapeuten erwarten schon zu Beginn der Therapie volles Vertrauen und eine rasche Öffnung seitens des Patienten, obwohl der Therapeut zunächst einmal ein fremdes Gegenüber ist, dem man sich langsam und vorsichtig annähern muß.

Der Therapeut hat Schwierigkeiten in der Handhabung seiner Gegenübertragung, fühlt sich z.B. durch eine anfängliche Verschlossenheit oder Provokation seitens des Patienten selbst abgelehnt und vermittelt seinem Gegenüber nun seinerseits folgenden Zwiespalt: "Ich will Ihnen helfen, aber zu meinen Bedingungen, die lauten: Ruhe, Disziplin, Kooperation, Vertrauen!"

Es ist aber auch mit Fremdeinflüssen zu rechnen:

So kann es z.B. sehr wohl sein, daß die Suizidalität sich während der Kurztherapie dadurch zuspitzt, daß der Patient in Interaktionen außerhalb der Therapie Belastungen bzw. Kränkungen erfährt. Ein nicht so selten vorkommendes Beispiel ist, daß der Konfliktpartner des Patienten den Suizidversuch zum Anlaß nimmt, seine Distanzwünsche bzw. Trennungsabsichten noch einmal zu bekräftigen. Dies kann anläßlich eines Telefonats oder bei einem Besuch auf der Station geschehen. Damit ist für den Patienten der suizidale Appell wirkungslos geblieben, was zu einer erneuten Zuspitzung der emotionalen Krise führen kann. Es ist gut vorstellbar, daß zumindest eine Erklärung zum Phänomen der hohen Rezidivgefahr unmittelbar nach einem Indexsuizidversuch darin liegt, daß suizidale Appelle wirkungslos geblieben sind bzw. sogar noch verurteilt wurden. Wir haben häufig erlebt, daß die positive Beantwortung suizidaler Appelle (z.B. die Rückgängigmachung vollzogener Trennungen) zu einem sehr abrupten Ende der suizidalen Krise führt. Das gleiche gilt für Interaktionen mit Familienangehörigen.

Eine emotionale Labilisierung kann ferner eintreten durch den Umgang mit Mitpatienten oder mit dem Personal, insbesondere dann, wenn sich Kränkungen wiederholen oder die Patienten sich abgelehnt fühlen. Gerade bei Patienten mit nichtpsychotischen Suizidhandlungen lassen sich beim

Pflegepersonal nicht selten bestimmte Einstellungen und Meinungen finden, die einen solchen Suizidversuch als nicht ernstgemeint deklassieren.

2. Ratschläge für das Krisenmanagement

Eine solche in der Regel vorübergehende momentane Zuspitzung von Suizidalität kann eine Verlängerung der Kurztherapie notwendig machen, sollte aber nicht zu Panikreaktionen führen und nicht vom Festhalten an dem beschriebenen Phasenverlauf der Kurztherapie abhalten. Falls die Suizidalität sich zum Ende der Kurztherapie zuspitzt, sollte der Therapeut bedenken, daß der Patient Probleme mit dem Ende der Therapie haben kann und auf diese Weise hofft, dieses Ende hinauszuzögern. Die jetzt wieder auftretende Suizidalität sollte gezielt auf ihre Gründe mit dem Patienten explorativ geklärt werden. Der Therapeut sollte diese Exploration unter der Annahme durchführen, daß der Patient momentan ein interaktionelles Problem hat, das ihn zusätzlich belastet. Von therapeutischer Relevanz ist in diesem Zusammenhang die wieder aufgetretene Suizidalität nicht nur als Therapiehindernis, sondern auch als Chance, mit dem Patienten noch einmal am aktuellen Vorfall die Bedingungen zu reflektieren, die bei ihm wiederholt Suizidalität ausgelöst haben.

In jedem Falle sollte die erneute Suizidalität des Patienten sowohl mit dem Stationsteam als auch mit dem Supervisor bzw. dem Oberarzt besprochen werden (vgl. 2.12).

Ist es innerhalb der laufenden Therapie (ambulant oder stationär) zu einem Rezidiv der Suizidhandlung gekommen, sollten folgende Punkte beachtet werden:

- Ist die ursprüngliche diagnostische Einschätzung richtig gewesen?
- Welchen Hintergrund gibt es für die Wiederholung der Handlung, und welche Konsequenzen hat die Wiederholung für die laufende Therapie und den Umgang mit dem Patienten im stationären oder ambulanten Rahmen?
- Es muß geklärt werden, ob zusätzlich Sicherungsmaßnahmen verabredet werden müssen (Einweisung, Verlegung von der offenen auf die geschlossene Station, Überwachung auf der Station).
- Hat die Wiederholung mit einem wesentlichen Therapeutenfehler zu tun (vgl. 2.10 und 2.11)?
- Hat eine erneute Kränkung des Patienten von irgendeiner Seite her stattgefunden?

– Ist der bisherige suizidale Appell des Patienten nicht hinreichend verstanden worden, so daß er ihn wiederholen mußte? Dies muß zu einer erneuten Reflexion darüber führen, welche "strategischen" Ziele der Patient
  mit seinem Suizidversuch erreichen wollte. Das gilt für den Indexsuizidversuch und ebenso für den gerade wiederholten.

Dies kann sich aus der Interaktion mit dem Pflegepersonal ergeben, insbesondere dann, wenn der Therapeut das Personal nur unzureichend über die
Hintergründe der Krise und den suizidalen Appell informiert hat.

Therapiehindernisse/Komplikationen während der Kurztherapie

Wenn wir im folgenden über Komplikationen während der Kurztherapie
berichten, dann meinen wir damit nicht solche, wie sie sich aus der Interaktion innerhalb der Kurztherapie ergeben können. Es geht uns vielmehr um
die Beschreibung von 3 Patientengruppen, die eine ordnungsgemäße
Durchführung der Kurztherapie erschweren können. Nach unseren
Erfahrungen im Projekt haben wir bei etwa 25 % der Patienten, die indiziert
gewesen wären, eine Verweigerung des Kurztherapieangebots erlebt. Hierbei wurden von den Patienten in der Regel 2 Gründe angegeben:

1. daß sie gar keinen Suizidversuch unternommen hätten, sondern daß es
   sich lediglich um eine Kurzschlußreaktion ohne Suizidabsicht gehandelt
   habe;
2. daß sie sich im Rahmen einer psychiatrischen Station fehl am Platze
   fühlten, da sie nicht psychisch krank seien und mit "Verrückten" nichts
   zu tun haben wollten.

Gerade dieses letzte Argument legt natürlich die Frage nahe, ob Verweige-
rungen nicht durch eine andere Organisation (z.B. Liaisondienst) in der primärversorgenden Institution vermindert werden könnten. Mit den Verwei-
gerern war häufig nicht einmal mehr eine differenzierte Gesprächsbasis gegeben, da sie vollständig auf ihren Entlassungswunsch fixiert waren. Diese
Patienten hatten teilweise noch im Rahmen der Rettungsmaßnahmen durch
Feuerwehr/Sanitäter und/oder Polizei, aber auch auf der erstversorgenden
Station Meinungen und Kommentare zu ihrem Verhalten gehört, die sie
gründlich verärgert und verletzt hatten, so daß sie mit der Klinik nichts
mehr zu tun haben wollten.

Relativ selten dagegen kam es bei schon laufender Kurztherapie zu einem Abbruch (unter 10 % der Projektpatienten). In erster Linie waren es Faktoren außerhalb der therapeutischen Beziehung, die einen solchen Abbruch provozierten: Der Wunsch, baldmöglichst die geschlossene Station wieder verlassen zu können und/oder sozialer Druck von außen (negative Einstellungen der Angehörigen gegenüber dem klinischen Aufenthalt, Folgen am Arbeitsplatz). Neben diesen einleuchtenden Gründen wurden solche äußeren Umstände auch zur Rationalisierung der Abwehr herangezogen.

Bei den Längerbleibern (10-20 % der Projektpatienten) wurde die Kurztherapie regulär zu Ende geführt, es zeigte sich aber innerhalb der Kurztherapie, daß verschiedene Punkte zu einem Längerbleiben in klinischer Behandlung führten konnten. Es ging dabei überwiegend um 3 inhaltliche Bereiche:

1. Die Schwere der zugrundeliegenden Störung war ausschlaggebend. So kam es z.B. vor, daß sich das Ausmaß einer depressiven Entwicklung hinter einer suizidalen Krise erst während der Kurztherapie zeigte.
2. Längerbleiben war auch dann indiziert, wenn die Patienten innerhalb des relativ knappen Kurztherapiezeitraums aufgrund ihrer sozialen Situation (z.B. fehlende Wohnung) nicht entlassen werden konnten.
3. Ferner gab es Patienten, die den dezidierten Wunsch äußerten, nach Ende der Kurztherapie noch einige Zeit in der Institution bleiben zu dürfen, weil sie sich die Konfrontation mit der Realität noch nicht zutrauten. Es handelte sich dabei z.T. um Patienten mit tiefer Erschöpfung und einem Ausmaß an Regression, das eine rasche Entlassung nicht indiziert erscheinen ließ.

Die Krisenintervention begleitende therapeutische Maßnahmen

Die Krisenintervention sollte nach Möglichkeit erweitert werden. Dazu gehört v.a. die Einbeziehung des Konfliktpartners, ggf. der Eltern, sofern die Krise mit ihnen zusammenhängt, da alle Patienten nach der Krisenintervention in das alte soziale Milieu entlassen werden. Da die Patientengruppe soziologisch unterschiedlich zusammengesetzt ist, sind für einige Patienten Interventionsverfahren mit verbaler Betonung nicht immer einfach. Von daher können Begleittherapien zur Anwendung kommen, wie z.B. Gestaltungstherapie, Musiktherapie, übende Entspannungsverfahren, autogenes Training. Außerdem ist als flankierende Maßnahme der Einsatz von Medikamenten möglich, wenn es nämlich um die Milderung von Angst- und

Spannungszuständen gehen soll. Bei Krisen mit depressiver Grundstimmung (nicht psychotisch) kann eine leichte antidepressive Medikation indiziert sein, um den Patienten für die verbale Therapie vorzubereiten.

In der Regel kommt man bei einer psychotherapeutischen Krisenintervention nach Suizidversuch ohne Medikamente aus. Innerhalb des Spektrums der Akuität der Suizidalität kann es aber Indikationen für den Einsatz von Psychopharmaka im Sinne einer flankierenden Maßnahme geben. Solche Indikationen können sein:

- weiterbestehende suizidale Krise nach Klinikeinweisung oder Therapiebeginn;
- ausgeprägte depressive Verstimmung und Einengung;
- gravierende Schlafstörungen (Nachtmedikation).

Hier können sowohl Antidepressiva als auch niederpotente Neuroleptika eingesetzt werden. Es ist darauf zu achten, daß dieser Einsatz zeitlich limitiert bleibt, weil sonst der Patient den Eindruck bekommen kann, daß nicht seine Aktivität, sondern die Wirkung des Medikaments entscheidend für die Konfliktklärung ist. Außerdem können diverse Nebenwirkungen der Psychopharmaka die Kurztherapie behindern (z.B. Herabsetzung der Aufmerksamkeit). Der Einsatz von Psychopharmaka als flankierende Maßnahme ist während einer stationären Krisenintervention nach Suizidversuch noch eher indiziert als in einer längerfristigen psychotherapeutischen ambulanten Nachbetreuung.

Als Ergänzung der Krisenintervention sehen wir Katamnesen an. Dabei sollte folgendes beachtet werden:

Neben der verständlichen Erfassung weiteren suizidalen Erlebens und Verhaltens sollte in den katamnestischen Untersuchungen mehr Wert darauf gelegt werden sollte, was der ehemalige Suizidpatient nach seiner Behandlung aus seinem Leben gemacht hat, welche Ver änderungen in wichtigen Lebensbereichen stattgefunden haben, welche Veränderungen bei der Selbst- und Fremdwahrnehmung und ob insgesamt mehr Zufriedenheit erreicht werden konnte als zur Zeit der letzten Krise. Um es deutlicher zu sagen: Wir wollen anregen, die **Lebensqualität** ehemaliger Suizidpatienten genauer zu untersuchen als es bisher geschehen ist (vgl. Katamnesegesprächsleitfäden, 3.1). Wenn ein persönliches Gespräch nicht möglich ist, hat ein Telefonat oder ein Brief mit der Frage nach dem Befinden auch supportive Effekte.

2.8 Problematisierung des Therapieerfolgs

Üblicherweise wird der Erfolg der Kurztherapie von Suizidpatienten überwiegend daran gemessen, ob es in der Therapie sowie auch in den unter-
suchten katamnestischen Zeiträumen gelungen ist, weiteres suizidales Verhalten eliminiert zu haben. Als hartes Kriterium gilt dabei in der Regel, ob
in den Katamnesezeiträumen ein erneuter Suizidversuch oder gar ein Suizid
stattgefunden hat. Wir halten diese Sichtweise für verkürzt und finden es
sinnvoller, daß folgende weitere Gesichtspunkte in die Abschätzung des
Therapieerfolgs eingehen sollten:

Die Ergebnisse unserer Studie (vgl. 2.14) haben gezeigt, daß ein einseiti-
ges Starren auf mögliche spätere Suizidalität den Blick für wichtige andere
Prozesse und Veränderungen beim Patienten verstellt. Wenn z.B. durch
eine Kurztherapie die Compliance des Patienten in bezug auf den Sinn einer
weiteren Nachbehandlung und deren Inanspruchnahme signifikant verbes-
sert wird, hätte man damit eine gewisse reflektierende Haltung des Patienten gegenüber seinen Problemen erreicht. Die Förderung der Fähigkeit zur
Selbstreflektion kann natürlich immer wieder zu vorübergehender Suizidalität führen, wenn der Patient im Rahmen seiner verbesserten Selbstexplora-
tion auch negative Affekte zuläßt (z.B. Enttabuisierung von vorher als problematisch erlebten Gefühlsbereichen, wie z.B. Wut). Dies kann sich derge-
stalt äußern, daß sich der Patient gebessert fühlt, aber auf näheres
Nachfragen passagere Suizidgedanken berichtet werden. Ein weiterer Ef-
fekt der Therapie kann darin bestehen, daß der ehemalige Patient wichtige
Personen seiner direkten Umgebung (z.B. den Partner) und deren emotionale Probleme deutlicher sieht und sich selbst auch offener erleben und verhalten kann. Es liegt nahe, daß es in einem solchen Prozeß der Öffnung
auch leichter zu Verletzungen und Enttäuschungen kommen kann.

Wir haben Hinweise darauf gefunden, daß Patienten mit Kurztherapie
weniger neue Konflikte und häufiger konkrete private Pläne haben, aber
gleichzeitig auch problem- und konfliktbewußter geworden sind – Bereiche, die zu einer differenzierteren Sicht des Therapieerfolgs beitragen.

Es ist aus der klinischen Gewöhnung her gebräuchlich, Suizidalität generell als Symptom, also als etwas Krankhaftes, ja Gefährliches anzusehen.
Das ist natürlich teilweise berechtigt, aber bei dieser einseitigen Betrach-
tungsweise wird leicht übersehen, daß Suizidalität auch ein positives, kon-
struktives Moment haben kann, indem sie z.B. eine emotionale Signalfunk-
tion für den betreffenden Menschen hat, daß er vorsichtiger, behutsamer

und achtsamer mit sich und anderen umgehen muß oder daß er überlastet ist
und deshalb etwas verändern muß.

2.9 Hinweise für den Umgang mit Patienten
vor einem Suizidversuch

Suizidale Patienten, die noch keinen Suizidversuch unternommen haben,
haben in der Regel aber gleiche bzw. ähnliche Krisenanlässe/Auslöser für
ihre Suizidalität und sind daher im Prinzip so zu behandeln wie Patienten
nach einem Suizidversuch. Die Tatsache, daß der "letzte Schritt" (Suizidversuch) noch nicht gemacht wurde, darf nicht zu der irrigen Annahme ver-
leiten, daß die Suizidgefährdung solcher Patienten daher geringer sei oder
daß sie über mehr bzw. bessere Bewältigungsstrategien verfügten.

Auch bei diesen Patienten kann das Konzept unverändert angewendet
werden, und es kann nicht darum gehen, weniger sorgfältig zu arbeiten.
Therapeutische Variationen sind u.E. nicht notwendig. Es ist davon auszugehen, daß einige Patienten, die noch keinen Suizidversuch unternommen
haben, trotzdem genauso oder schwerer gestört sein können als Patienten
nach Suizidversuch. Möglicherweise haben sie aber mehr innere Barrieren,
die antisuizidal wirksam sind (Bindungen unterschiedlicher Art).

2.10 Schwierige Therapeutenvariablen und Behandlungsfehler

Wir zählen zunächst die einzelnen Problemquellen übersichtsartig auf:
- Gegenübertragungsgefühle (z.B.Angst vor Suizidalität),
- Einstellungen zur Suizidalität,
- Sympathiegefühle,
- Reaktionen auf Abwehr,
- eigene Partnerschaftserfahrungen und -ideale des Therapeuten,
- ungenügende Suche nach den Gemeinsamkeiten der Krisenanlässe,
- eigene Suizidalität und Partnerprobleme,
- Probleme mit der zeitlichen Limitierung von Beziehung und Inhalten
  (wenn z.B. der Suizidversuch immer als Symptom einer "Neurose"
  gewertet wird),
- Diagnostik und Indikationskriterien werden ungenügend berücksichtigt,
- Schwierigkeiten mit der Akzeptanz eines eklektisch-therapeutischen
  Ansatzes.

Zunächst wollen wir auf Fehler und Probleme eingehen, die durch die Persönlichkeit des Therapeuten induziert werden können. Hier sind zunächst bestimmte Affekte und Einstellungen der Therapeuten zu nennen. Suizidale Patienten lösen nach unseren Erfahrungen sowie auch nach entsprechenden Mitteilungen in der Literatur (z.B. Maltsberger u. Buie 1974; Reimer 1981, 1986) verschiedene Gefühle bei den Therapeuten aus, die die Behandlung belasten und stören können. Es geht dabei überwiegend um Gefühle von **Angst und Wut gegenüber den Suizidpatienten**. Die Angst bezieht sich häufig darauf, daß der Therapeut befürchtet, die Suizidalität des Patienten nicht "in den Griff" zu bekommen bzw. "abstellen" zu können. Der Therapeut kann auch befürchten, daß der Patient sich trotz seiner Bemühungen doch noch suizidieren könnte und damit Therapeut und Behandlung entwertet. Neben diesen persönlichen Kränkungen spielt dann auch die Angst vor den möglichen juristischen Folgen eine Rolle. Ein weiterer Aspekt der Angst kann sich daraus ableiten lassen, daß der Therapeut sich durch die Konfrontation mit dem Patienten an eigene suizidale Krisen in seinem Leben erinnert fühlt und diese Erinnerung abwehren muß.

Für Therapeuten, die auf Fortschritt und Veränderung in Therapien hinwirken, kann die Konfrontation mit dem Thema "Selbstvernichtung" ebenfalls angstauslösend sein, da dieses Thema nicht mit ihren therapeutischen Idealen übereinstimmt.

Die zweite, häufig anzutreffende Gefühlsqualität betrifft die Wut. In den organmedizinisch orientierten erstversorgenden Institutionen haben manche Helfer Schwierigkeiten, die Selbstbeschädigung des Patienten als Ausdruck eines Konfliktes und damit als behandlungsbedürftige Krankheit zu akzeptieren. Dies kommt besonders häufig dann vor, wenn das Ausmaß der Schädigung objektiv gesehen gering ist (z.B. wenn der Patient nur wenige Tabletten eingenommen hat oder oberflächliche Verletzungen mit "falscher Schnittführung" aufweist). Solche, als "demonstrativ" apostrophierten Suizidhandlungen lösen Affekte beim Personal aus, die von offener Ablehnung ("nimmt den wirklich kranken Menschen das Bett weg") über ironisch-abwertende Kommentare ("so wie Sie es gemacht haben, kann man gar nicht daran sterben") bis hin zu latenter Feindseligkeit (Schweigen, Distanzierung) und dem Wartenlassen auf den psychiatrischen Konsiliarius. Wut wird außerdem bei manchen Helfern zusätzlich dadurch ausgelöst, daß bei der Konfrontation mit Suizidpatienten Gefühle der Ohnmacht in ihnen auftauchen: Wenn die Patienten z.B. darauf hinweisen, daß ausschließlich sie es in der Hand hätten, ob sie den Suizidversuch wiederholen würden oder nicht, und daß eine solche Entscheidung ausschließlich in den Bereich ihrer persönlichen Freiheit gehöre, in den sich niemand, auch der Helfer nicht, einzumischen habe.

Außerdem kann eine relativ häufig anzutreffende Abwehrkonstellation bei Suizidpatienten Affekte von Ärger und Wut auslösen. Die anfängliche Verhaltenheit oder Verschlossenheit oder latente Feinseligkeit der Patienten kann dazu führen, daß der Therapeut sich abgelehnt und zurückgewiesen fühlt. Das kann dadurch noch verstärkt werden, daß manche dieser Patienten dem hilfsbereiten Therapeuten signalisieren, daß sie gar keine Hilfe wollen. Der so zurückgewiesene Therapeut erlebt dann häufig eine Mischung aus Gekränktheit, Hilflosigkeit, Angst und Wut und meint, dem Patienten nun zu dessen eigenem Besten autoritär begegnen zu müssen (z.B. Hinweise auf die Möglichkeit zur Zwangseinweisung, Verlegung in die Psychiatrie, rasches Eingehen auf die Abwehr des Patienten und Abschiebung in Form von schneller Entlassung, sofortige Entlassung gegen ärztlichen Rat, Vorschlag einer Medikation, was ja auch Verzicht auf Beziehung bedeuten kann), um den Patienten gesprächsbereiter zu machen. Die Tatsache, daß Suizidpatienten in Helfern Ohnmacht und Hilflosigkeit auslösen können, ist u.E. besonders bedeutsam, da das Rollenverständnis von Helfern solche Gefühlsqualitäten tabuisiert und sie statt dessen stillschweigend davon ausgehen, gebraucht – vielleicht hofiert – zu werden. Das Machtgefälle von Therapeut zu Patient kann umgekehrt werden, so daß aus diesen interaktionellen Gründen die narzißtische Gratifikation, die Helfen und Heilen normalerweise mit sich bringen, bedroht wird oder ganz ausbleibt.

Auch Schuldgefühle beim Helfer können im Umgang mit Suizidpatienten induziert werden, wenn die zumindest anfängliche Verweigerung der Patienten und die dadurch beim Helfer ausgelösten Affekte seine gewohnten Vorstellungen und Handlungsabläufe bezüglich der Rettung von Patienten in Frage stellen. Symptome für solche Schuldgefühle können sein: Der Helfer bekommt das Gefühl, dem Patienten nichts oder nicht genug geben zu können. Entgegen der feststehenden Indikation zur Kurztherapie quält der Helfer sich mit Überlegungen, ob er wirklich genug tue. Er hält sich für unfähig, den Patienten öffnen und motivieren zu können. Diese Schuldgefühle können bei einem Teil der Therapeuten zu Resignation und dem Wunsch nach Abbruch der Therapie führen, bei einem anderen Teil zu übersteigerten therapeutischen Aktivitäten, dem Abbrennen eines Feuerwerks von Interventionen und Veränderungsvorschlägen für das weitere Leben des Patienten. Schuldgefühle sind für bestimmte Therapeuten vielleicht deshalb so quälend, weil sie selbst eine tiefsitzende Schuldproblematik haben, die mit der Berufswahl "bewältigt" werden soll (unbewußte

Reparationsversuche durch Wahl eines Helferberufs). Der Suizidpatient wird deshalb, dieser Dynamik folgend, ein besonderer Problempatient für derartige Helfer. Für sie ist das Retten und Heilen dann logischerweise das, was ihnen Erleichterung und Befriedigung im Beruf verschafft. Auf der Basis dieser Dynamik entstehen rasch Sympathie- oder Antipathiegefühle gegenüber den Patienten.

Der Kontakt zwischen Helfer und Suizidpatient kann weiterhin dadurch erschwert werden, daß der Therapeut eigene Erfahrungen mit suizidalen Krisen, Partnertrennungen und Depressionen hat. Da sich solche "Schwächen" nicht mit dem Ideal des potenten und starken Helfers vereinbaren lassen, werden sie abgewehrt, aber durch die Konfrontation mit dem suizidalen Patienten reaktiviert. Natürlich kann es aber auch so sein, daß das Wissen um eigene suizidale Krisen den Kontakt mit den Patienten erleichtert, da dies kein Tabubereich ist und der Therapeut dies aus eigenem Erleben kennt. Eine Reihe von Therapeuten halten ihre Empathie bei eigener Betroffenheit sogar für besonders gut (!). Die eigene Betroffenheit bezüglich Depressivität und Suizidalität scheint gerade bei Ärzten größer zu sein, als sie es vielleicht selbst vermuten. Dafür gibt es eine Reihe empirischer Belege (Reimer 1981, 1986). Eine anonyme Erhebung zum Thema Suizidalität (Suizidgedanken, Suizidversuche) an den Therapeuten, die an unserem eigenen Kriseninterventionsprojekt beteiligt waren, hat gerade diesen Aspekt deutlich gestützt.

Bei den Patienten, die eine Partnerkrise haben, kann eine weitere therapeutische Schwierigkeit dadurch gegeben sein, daß der Therapeut seine eigenen Partnerschaftserfahrungen und -ideale als moralische Instanz in die Therapeut-Patient-Beziehung implantiert. Das kann dann konkret so aussehen, daß er den Patienten zu einer Trennung auffordert oder aber eher ermuntert, an einer schwierigen Partnerschaft festzuhalten – unter der optimistischen Annahme, daß die Zeit schon alle Wunden heilen werde. Andererseits kann sich ein Therapeut mit dem vom Partner verlassenen Patienten aus ähnlichen Erlebnissen heraus identifizieren (beide sind ja in dem Falle Opfer) und in der Mittelphase der Krisenintervention die hinzugezogene Partnerin bzw. den Partner die gemeinsame Feindschaft der "Opfer" fühlen lassen. Die beidseitige Opfermentalität kann auch dazu führen, in einen Kreislauf von Klage und Depressivität zu verfallen, der den weiteren Gang der Krisenintervention und ihre Schritte behindern kann. Der Therapeut kann sich aber auch mit dem gestreßten Partner des Patienten identifizieren, sich in einem Dreiergespräch mehr auf dessen Seite stellen und dem Patienten gemeinsam Vorwürfe machen und ihn entwerten.

2.11 Fachliche Mängel und Einstellungsprobleme

Die Krisenintervention kann auch wegen fachlicher Mängel des Therapeuten schwierig werden: Ungenügende diagnostische und differentialdiagnostische Kenntnisse können zu vorschneller Indikation zur Krisenintervention führen (z.B. wird eine Partnerproblematik als Hauptproblem gesehen und nicht die schwere Depression. Die Eifersuchtsproblematik eines Patienten wird nur reaktiv gesehen, ohne eine evtl. dahinterstehende paranoide oder sensitive Entwicklung als Möglichkeit zu explorieren).

Umgekehrt kann ein Patient auch für kränker gehalten werden als er wirklich ist, so daß dann eine Krisenintervention oder Kurztherapie gar nicht indiziert erscheint (z.B. wirken die Verletzungen des Patienten so bedrohlich, daß man ihn für lange Zeit in der Klinik vor sich selber schützen will). Andererseits kann es auch vorkommen, daß man den Patienten schonen will und ihn einer konfrontierenden, direktiven Kurztherapie nicht aussetzen mag. Es wird dann eine unangemessen gravierende Diagnose gestellt, mit der auf eine zugrundeliegende psychiatrische Erkrankung geschlossen wird, die primär nicht mit Krisenintervention zu behandeln ist. Jede Institution bzw. jedes Therapeutenteam muß reflektieren und festlegen, welche Suizidpatienten sie mit ihren speziellen Ressourcen behandeln können. Die Therapeuten müssen sich also auch ihrer Größenphantasien bewußt werden. Solche Größenphantasien können sich z.B. darin äußern, daß die Therapeuten Probleme mit der zeitlichen Limitierung bzw. mit der begrenzten therapeutischen Wirksamkeit haben, weil sie z.B. einen Suizidversuch prinzipiell als Ausdruck einer schwerwiegenden dahinterliegenden Pathologie ansehen, die lange und tiefschürfend behandelt werden muß. Darüber vergessen sie das Ausmaß an Überforderung, welches sie ihren Patienten damit zumuten. Besonders die psychoanalytisch orientierten Therapeuten haben deshalb auch erhebliche Probleme mit einem eklektisch-therapeutischen Ansatz. Solche Strategien werden dann natürlich als oberflächlich und symptomkosmetisch verworfen.

Bei der Erhebung der Suizidanamnese ist ein häufiger Fehler, daß das frühere suizidale Erleben und Verhalten nur mangelhaft exploriert wird. Dem Therapeuten entgeht dann leicht, welches der gemeinsame Nenner für die Auslösung suizidaler Krisen sein kann, was wiederum die Verständnismöglichkeiten für das Verhalten des Patienten begrenzen kann.

Auch die Einstellungen der Behandler zur Suizidalität können die Akzeptanz von Suizidpatienten beeinflussen. Die in der Gesellschaft vorhandenen Einstellungsstrukturen (suizidverurteilende, suizidfördernde oder gleichgültige) lassen sich auch bei Helfern finden, und zwar besonders die suizidverurteilenden Einstellungen ("So etwas macht man doch nicht!"). Wenn ein Helfer mit einem derart internalisierten Tabu auf Suizidpatienten zugeht, ist der Erfolg der Intervention von anfang an in Frage gestellt. Wir halten es deshalb für notwendig, daß Helfer ihre eigenen Einstellungen zur Suizidalität reflektieren, um mit mehr Offenheit und Distanz zum eigenen Affekt in die Interaktion zu gehen.

2.12 Hinweise zur Supervision

Die Supervision ist für alle in der psychosozialen Versorgung tätigen Berufsgruppen nicht nur empfehlenswert, sondern oft auch unabdingbar. Eine qualifizierte Arbeit ist u.E. nur mitstän diger Reflexion dessen, was man erlebt und tut, auszuführen. Diese Reflexion kann sowohl in einem Team, in einer Supervision oder auch mit sich selbst erfolgen. Allerdings sind wir nicht der Meinung, daß Tendenzen, die wir in manchen Teams beobachtet haben – nämlich die Forderung nach "ewiger" Supervision – gefördert werden sollten. Wir halten zeitlich begrenzte, 2-3 Jahre dauernde Supervision für sinnvoll. Danach sollte ein Team prüfen, welche eigenen Ressourcen sich entwickelt haben und wie man ohne Supervision zurechtkommen kann. Nach einer Pause kann die Supervision wieder aufgenommen oder neu – evtl. auch mit einem anderen Supervisor – begonnen werden.

Gelegentlich läßt sich beobachten, daß das Pflegepersonal einer Station die Tendenz hat, die akademischen Mitarbeiter des Teams von der Supervision auszuschließen. Eine solche Spaltung ist für die Wirkung einer therapeutischen Gemeinschaft schädlich. Ein Grundproblem von Supervision einer Gruppe ist immer, ob diese Supervision mehr patientenbezogen im Sinne einer Fallsupervision sein soll oder mehr teambezogen, wo Konflikte der Teammitglieder, die gelegentlich auch nicht durch die Patienten provoziert werden, im Vordergrund stehen. Denkt man an die Behandlung von Suizidpatienten, so erscheint uns eine mehr fallbezogene Supervision eher hilfreich, wobei natürlich Einstellungen, Affekte und Gegenübertragungsreaktionen der Teammitglieder einbezogen werden müssen.

Immer wieder läßt sich feststellen, daß Mitglieder eines Teams in unterschiedlichem Ausmaß Supervision wünschen bzw. fürchten. Häufig wird dabei befürchtet, daß der potentielle Supervisor die Macht- bzw. Abhängigkeitsstrukturen eines Teams durchschauen und verändern könnte. Manchmal versucht auch ein Team mit der Forderung nach Supervision eine unliebsame dominante Stationsleitung zu neutralisieren. Das wird geahnt und kann Widerstand gegen Supervision provozieren. Es besteht jedoch eine Verpflichtung zur Supervision, um die Qualität der Krankenversorgung zu verbessern. Allerdings darf kein Mitglied des Teams zur Teilnahme gezwungen werden.

Ein häufiger Streitpunkt liegt darin, wer den Supervisor auswählen soll: Das Team, die Pflegedienstleitung oder die ärztlichen Verantwortlichen. Es ist schwer, hier eine verbindliche Antwort zu geben. Die Mitglieder eines Teams können sich informieren, welche geeigneten Supervisoren zur Verfügung stehen und mit diesen Personen Vorstellungsgespräche vereinbaren, um dann zu einer Entscheidung zu kommen. Danach sollte der Supervisor sich dem ärztlichen Direktor bzw. dem Abteilungsleiter und der Pflegedienstleitung vorstellen, um bekannt zu sein. Es ist klar, daß bei diesem Vorgehen Konflikte auftreten können, auf die wir hier aber nicht näher eingehen.

Wie schon oben angedeutet, sollte der Supervisor eines Teams, das mit Suizidpatienten zu tun hat, neben einer allgemeinen klinisch-psychiatrischen und psychotherapeutischen Ausbildung auch hinreichende Erfahrungen im Umgang und mit der Behandlung von suizidalen Patienten haben, um zu wissen, worum es geht. Er muß ferner mit den Prinzipien und Techniken von Krisenintervention und Kurztherapie vertraut sein. Im weiteren muß Team- bzw. Gruppenerfahrung vorhanden sein. Optimal wäre eine Gruppentherapieausbildung oder zumindest eine Gruppenselbsterfahrung und/oder eine Supervisorenausbildung.

Unsere bisherigen Überlegungen zur Auswahl eines Supervisors legen nahe, daß wir damit externe Supervisoren gemeint haben. Supervision sollte aber u.E. primär und kontinuierlich vor Ort erfolgen, und zwar im Sinne einer fallbezogenen Supervision, so wie sie zur Weiterbildung von Assistenzärzten erforderlich ist.

Die Grenzen dieser Supervision liegen auf der Hand. Da v.a. offensichtlich persönliche Konflikte des Therapeuten in den Behandlungsprozeß einfließen und sichtbar werden, wird der klinikinterne Supervisor darauf nicht eingehen, sondern allenfalls einen Hinweis geben, daß hier ein persönliches Problem vorliegt, das außerhalb geklärt werden sollte. Externe Supervisoren machen häufig die Erfahrung, daß sie Supervisionsaufgaben miterfüllen müssen, die eigentlich von den Ressourcen der Institution geleistet werden müßten (z.B. wenn der Supervisor die Rolle eines Klinikoberarztes ausfüllen und Diagnose, Differentialdiagnose und Therapieplan erstellen soll). Wenn eine Institution zu wenige oder zu unerfahrene Oberärzte hat, liegt dieser "Mißbrauch" des externen Supervisors auf der Hand. Er kann dann in die Rolle des erfahrensten und "besten" Oberarztes der Institution kommen – mit all ihren Gefahren. In diesem Sinne ist er dann primär Lükkenbüßer und kann seinen Supervisionsauftrag nur noch teilweise erfüllen. Die Verantwortung für Diagnostik und Therapie läßt sich aber nicht an einen externen Supervisor delegieren und muß eindeutig an die Institution zurückgegeben werden. Auch unter rechtlichen Aspekten ist die Institution und ihre Hierarchie für die Betreuung der Suizidpatienten voll verantwortlich.

Wir haben häufig erlebt, daß ambulant tätige Therapeuten nach Abschluß ihrer Fachweiterbildung mehr oder weniger an einsamer Front, oft über Jahrzehnte hinweg, arbeiten. Als ob es ein Eingeständnis von Hilflosigkeit bzw. Hilfsbedürftigkeit wäre, auch nach abgeschlossener Weiterbildung und vielen Berufsjahren zumindest noch fallweise Supervision zu brauchen! Analoges gilt übrigens auch für die Hierarchieträger in Institutionen. Die Suche nach Supervision bzw. einem Platz in einer Balint-Gruppe sind Zeichen für Offenheit, Souveränität und Sorge für die eigene Psychohygiene.

2.13 Ratschläge für das Pflegepersonal

Zunächst wollen wir uns mit der Rolle des Pflegepersonals für die Versorgung von Suizidpatienten auseinandersetzen. Dem Pflegepersonal von psychiatrischen wie auch nichtpsychiatrischen stationären Einrichtungen kommt eine wichtige Bedeutung bei der Betreuung suizidgefährdeter Patienten zu. Gerade in den nichtpsychiatrischen primärversorgenden Institutionen (wie z.B. Intensivstation, chirurgische Ambulanz) ist dieses Personal aufgrund seiner Präsenz und Nähe zum Patienten häufig erster Ansprechpartner (z.B. nach dem Aufwachen). In dieser Situation kann ein positiv zugewandter Kontakt begonnen werden. Gefahren liegen darin, daß diese Kontaktchance durch bestimmte ablehnende oder den Suizidversuch verurteilende Einstellungen vertan wird. Zudem fühlen sich Ärzte und Pfleger nichtpsychiatrischer Einrichtungen durch den Zwang, Suizidpatienten zumindest teilweise behandeln zu müssen, manchmal überfordert und drängen dann auf rasche Verlegung in die psychiatrische Klinik. Wir haben immer wieder die Erfahrung gemacht, daß in dieser sehr sensiblen Phase unmittelbar nach dem Suizidversuch Situationen und Interaktionen auftreten können, die die Form einer Kränkung des Patienten annehmen. Oft ist das Personal über die Hintergründe von Suizid handlungen nicht informiert. Eine entsprechende Fortbildung wird oft auch nicht gesucht.

Auch innerhalb psychiatrischer Institutionen kann der Suizidpatient beim Pflegepersonal verschiedene Affekte hervorrufen. Dies insbesondere dann, wenn der Suizidversuch als besonders demonstrativ angelegt oder erpresserisch bzw. manipulativ erlebt wird. Wir haben oft gesehen, daß besonders diejenigen Suizidpatienten noch am ehesten akzeptiert und ernstgenommen werden, deren Suizidversuch fast letal ausgegangen wäre und die in einem Abschiedsbrief ihren Todeswunsch deutlich formuliert haben. Das Pflegepersonal hat eine ähnliche "internalisierte" Klassifikation (Reimer 1985) von Suizidalität, wie sie auch bei Ärzten häufig zu finden ist. Gemeint ist damit, daß sich immer wieder ein sicherer Zusammenhang finden läßt zwischen dem Ernstnehmen des Suizidpatienten und der "Ernsthaftigkeit", mit der der Suizidversuch angelegt war. Dieses Schema führt natürlich dazu, daß Patienten mit objektiv nicht gravierenden, den sog. weichen Suizidversuchsmethoden negative Affekte auf sich ziehen. Diese Situation zeigt natürlich auch, daß das psychiatrische Pflegepersonal zu wenig mit Problemen der Suizidalität und dem Umgang mit suizidalen Patienten vertraut und dadurch emotional überfordert ist.

Innerhalb psychiatrischer Institutionen hat das Pflegepersonal, sofern es nicht direkt in den Therapieprozeß einbezogen ist, die wichtige Aufgabe, die Suizidalität des Patienten immer wieder neu einzuschätzen, zu dokumentieren und seine Erfahrung mit den ärztlichen und psychologischen Behandlern auszutauschen. Darüber hinaus muß das Personal über die Grundprobleme von Suizidalität im psychiatrischen Krankenhaus und Gelegenheiten zu Suizidhandlungen auf der Station informiert sein. Dazu gehört die Kenntnis über typische Orte (z.B. sind das auf der Station die Sanitäranlagen). Hier hat das Pflegepersonal einen Überwachungsauftrag.

Mindestens ebenso wichtig ist ein kontinuierlicher Informationsaustausch über die Suizidalität des Patienten und die Hintergründe des Suizidversuchs. Dieser Austausch muß zwischen dem Behandler und dem Pflegepersonal gewährleistet sein. Sowohl ein koordinierter Umgang mit dem Patienten als auch eine Verminderung des Suizidrisikos kann damit erreicht werden. Gerade der Austausch ist ein häufiger Schwachpunkt in Institutionen. So können dann unterschiedliche Auffassungen bzw. Meinungen zu unterschiedlichem Verhalten gegenüber dem Patienten führen und die Therapiesituation dadurch belasten. Der Therapeut täte gut daran, das Pflegepersonal auch über den Gang und den Stand der Kurztherapie zu informieren, so daß dieses weiß, in welcher möglicherweise kritischen Phase der Patient gerade steht.

Es erscheint uns gerade am Beispiel der Behandlung von Suizidpatienten besonders notwendig, das Pflegepersonal nicht nur im Rahmen der Ausbildung innerhalb der Krankenpflegeschule, sondern auch später immer wieder in Grundfragen der Suizidologie fortzubilden, um durch die Vermittlung von mehr Wissen Vorurteile, Einstellungen und Affekte zu hinterfragen und zu relativieren. Gerade für den Umgang mit suizidalen Patienten kann sich auch eine Team- oder Fallsupervision als hilfreich erweisen. Unerfahrene Helfer sollten eine systematische Supervision aufsuchen, um mit ihren eigenen Ängsten und Affekten gegenüber diesen Patienten besser umgehen zu können. Innerhalb der Institution wird in der Regel der nächste ärztliche Verantwortliche ein solcher Supervisor sein können. Darüber hinaus ist es – besonders wenn es um die Analyse von Gegenübertragungsphänomenen geht – sinnvoll, einen externen Supervisor bzw. eine Balint-Gruppe aufzusuchen, da man dort erfahrungsgemäß offener sein kann als innerhalb der eigenen Klinik. Bei der Auswahl des Supervisors erscheint es uns wichtig, daß dieser nicht nur über fundierte klinische Erfahrungen verfügt, sondern auch über Praxis im Umgang mit dem Pflegepersonal.

2.14 Das Lübecker Suizidprojekt:
Zusammenfassende Kurzdarstellung

Die im Teil 2.6 dieses Buches in Manualform dargestellte Therapie wurde im Rahmen eines Forschungsprojektes auf ihre Wirksamkeit hin untersucht (Arentewicz und Reimer, in Vorber.). In zeitlich gestaffelter Reihenfolge gab es 2 Kontrollgruppen mit psychiatrischer Standardversorgung (n=55 und n=74 Patienten) und die Experimentalgruppe (n=66 Patienten) mit der neuentwickelten Kurzpsychotherapie. Diese wurde den interessierten Ärzten und Psychologen von den Autoren als Fortbildung am Arbeitsplatz angeboten. Die mehrdimensionale Veränderungsmessung sah Selbsteinschätzungen der Patienten und Fremdeinschätzungen durch die Therapeuten vor und wurde vor und nach der Behandlung, sowie sechs Wochen, 6 Monate, 12 Monate und 4-5 Jahre nach Entlassung aus der Klinik durchgeführt. Nach jeder der 6 Sitzungen wurde in der Experimentalgruppe eine Prozeßmessung vorgenommen. Die die Therapie, die Meßinstrumente und die Fragestellungen leitenden Theorien machten gemäß des eklektischen Vorgehens Anleihen bei verschiedenen psychologischen und psychiatrischen

Konzepten. Neben der Erfassung von Rezidiven, der Compliance bezüglich Inanspruchnahme von Nachsorgebehandlungen, standen die Bereiche Aggression, Selbstwert, Depression und Hilflosigkeit, Konfliktsomatisierung, Aspekte des Erlebens und Befindens und die Bewältigungsstrategien im Zentrum der Messung. Ungefähr 80% aller für die Studie geeigneten Patienten nahmen im Laufe der Projektzeit das Behandlungsangebot an und akzeptierten damit die wissenschaftlichen Rahmenbedingungen (Fragebögen, Tonbandaufzeichnungen, feste Termine, Bereitschaft zu den Nachuntersuchungen).

Die Patienten aller 3 Gruppen unterschieden sich nicht signifikant zu Beginn der Interventionen. Sie waren durchschnittlich 28 Jahre alt. Zwei Drittel waren weiblich. Die Hälfte war noch ledig, lebte aber oft mit einem festen Partner zusammen. Es fand sich in allen Gruppen eine Akzentuierung der (unteren) Mittelschicht; 10 bis 20% waren arbeitslos. 40 bis 50% wuchsen unter Broken-home-Bedingungen auf. 70 bis 80% hatten zwischenmenschliche Verluste und suizidale Krisen in der Anamnese. Zwei Drittel der Patienten hatten früher allerdings noch keinen Suizidversuch gemacht. Bei zwei Dritteln der Patienten war die Suizidhandlung Ausdruck einer kurzen, aktuellen, krisenhaften Zuspitzung und weniger Abschluß einer längeren, depressiven Entwicklung. Die meisten Patienten hatten Probleme mit emotional wichtigen Bezugspersonen oder Trennungserlebnisse. Über 80% aller Patienten versuchten sich mittels Tabletten zu vergiften. Ein Viertel der Patienten war in den letzten 10 Tagen vor dem Suizidversuch noch bei einem niedergelassenen Arzt in Behandlung.

Im Hinblick auf die Verhinderung der Rückfälle erwies sich die Kurzpsychotherapie der Routineversorgung nicht als überlegen. Insgesamt wurden nur bei ca. 11% aller Patienten erneute Suizidversuche bekannt. Allerdings fühlten sich die Kurzpsychotherapiepatienten psychisch besser und erlebten sich als weniger suizidgefährdet in den Nachuntersuchungszeiträumen. Ihre verringerte Abwehr führte hochsignifikant zur Verbesserung der Compliance, d.h. notwendige Nachbehandlungen wurden nicht nur begonnen, sondern auch durchgehalten. Patienten mit eher geringeren Störungen (unauffälligere Anamnese, leichtere psychiatrische Diagnose und eher unauffälliges Ergebnis der psychologischen Testung), die mit ihren Behandlern in eine konstruktive Interaktion treten konnten, kamen zu signifikant besseren Kurzpsychotherapieergebnissen. Dabei konnte gezeigt werden, daß Variablen der therapeutischen Beziehung einen erheblich positiven Einfluß auf den Verlauf der Kurzpsychotherapie und das weitere Hilfesuch- und Bewältigungsverhalten der Patienten hatten.

Insgesamt konnte die Kurzpsychotherapie mit ihren 3 Phasen die Patienten emotional besser als die Standardversorgung erreichen. Sie konnte das Wiedererstarken der psychischen Abwehr verzögern oder verhindern und die Patienten konfliktbewußter machen. Sie stellten sich ihren Problemen freimütiger und waren entsprechend viel stärker bereit, nach Entlassung aus der stationären Behandlung eine ambulante Nachsorge zu beginnen und durchzuhalten. Dieser konstruktive Prozeß war bei denjenigen Patienten besonders deutlich, die schon in der Kurzpsychotherapie ein gutes Arbeitsbündnis zu ihren Therapeuten bekamen, die ihrerseits dann am erfolgreichsten waren, wenn ihr therapeutisches Vorgehen von Zuversicht und Optimismus geprägt war.

Anhang 1: Die Interviewleitfäden

Teil 1: Aufnahmegespräch und Anamnese

Allgemeine Daten zum Patienten:

- Alter
- Geschlecht
- Schulabschluß
- Berufsabschluß
- Berufsbezeichnung
- Personenstand
- Religionszugehörigkeit/religiöse Bindung

Fragen zur Suizidalität:

- Wie geht es im Moment, welche Gefühle stehen im Vordergrund?
- Was ist passiert?
- Wann und wie den Suizidversuch gemacht?
- Welches Motiv hatte der Patient?
  (vom Patienten angegebenes bewußtes Motiv)
- Was war der Auslöser?
- Mit welcher Intention? (z.B. Pause/Zäsur/Appell/Sterbewunsch)
- In den letzten 10 Tagen beim Arzt gewesen?
- Abschiedsbrief geschrieben?
- Versucht, direkt oder indirekt um Hilfe zu bitten?
- Welche Lebensbereiche sind derzeit am meisten belastet?
  (Arbeitssituation, Ausbildung, Haushaltsangelegenheiten, Familie und Kinder, Wohnsituation, Partnerschaft und Sexualität, Beziehung zu nahen Verwandten, Beziehung zu Freunden/Bekannten, finanzielle Lage, Freizeit, Gesundheit)
- Welcher Konflikt steht momentan im Vordergrund?
- Seit wann besteht die jetzige Krise?
- Wie ist sie bislang verlaufen? (Erwägung, Ambivalenz, Entschluß)
- Ist das Problem reversibel/irreversibel? (aus der Sicht des Patienten)

- Besteht gegenwärtig akute Suizidalität?
- Gab es schon ähnliche Krisen?
- Wie wurden die bewältigt?
  (z.B. durch eigene Initiative, bestimmte Umstände, Hilfe von außen)
- In welchen Verhältnissen lebt der Patient? (privat und beruflich)
- Welche sozialen Ressourcen sind vorhanden?
  (z.B. Partner/Eltern/Freunde)

Daten aus dem sozialen Kontext:

- Dauer der Partnerschaft/Ehe
- Anzahl der eigenen Kinder
- Anzahl der Geschwister
- Stellung in der Geschwisterreihe
- Eltern (noch) vorhanden?
- Partner (noch) vorhanden?
- Verwandte (noch) vorhanden?
- Freunde vorhanden?
- Suizidankündigungen in der Familie (jetzige und Ursprungsfamilie)
- Suizidversuch(e) in der Familie (jetzige und Ursprungsfamilie)
- Suizid(e) in der Familie (jetzige und Ursprungsfamilie)
- Suizidankündigungen im engen Freundeskreis
- Suizidversuch(e) im engen Freundeskreis
- Suizid(e) im engen Freundeskreis
- Verlust des Partners
- Verlust einer anderen wichtigen Bezugsperson

Daten aus der persönlichen Anamnese:

- "Broken-home" (bis 14. Lebensjahr)
- Schwere körperliche Erkrankungen
- Schwere psychische Störungen
- Abhängigkeit/Sucht/Mißbrauch
- Unfälle
- Operationen
- Klinikaufenthalte
- Frühere Suizidgedanken (Beginn und Dauer)
- Frühere Suizidankündigungen (Häufigkeit/Abschiedsbriefe)
- Anzahl der Suizidversuche bislang

– Durchführungsarten der Suizidversuche
– Psychotherapieerfahrungen (frühere Behandlungen)
– Medikamentenerfahrungen (Bezeichnung und Dosierung)
– Anzahl der Arztbesuche in den letzten 12 Monaten
– Anzahl der krank geschriebenen Tage in den letzten 12 Monaten
– Wohnungswechsel (in den letzten 12 Monaten)
– Arbeitsplatzwechsel (in den letzten 12 Monaten)
– Berufswechsel (in den letzten 12 Monaten)
– Finanzielle Lage
– Arbeitslosigkeit (Dauer)

Teil 2: Abschlußgespräch vor Entlassung

– Wie geht es im Moment?
– Wie wurde der Klinikaufenthalt erlebt?
– Was hat er gebracht?
– Was wurde bezüglich Behandlung/Aktivitäten unternommen?
  (Patientensicht)
– Beschreibung eines typischen Kliniktages mit den Routinemaßnahmen
  (Patientensicht)
– Bezeichnung und Dosierung der Nachtmedikation (Therapeut)
– Wie steht der Patient jetzt zum Suizidversuch?
– Wie sieht er jetzt den Konflikt/Auslöser? (Einschätzung vom Patienten)
– Wie steht er jetzt zum Konflikt/Auslöser? (Einschätzung v. Therapeuten)
– Ist er immer noch in der Krise?
  (Einschätzung von Patient und Therapeut)
– Ist eine Trennung von Partner/Familie/Freunden vollzogen worden?
– Ist er immer noch suizidgefährdet?
  (Einschätzung von Patient und Therapeut)
– Welche Gefühle stehen momentan im Vordergrund?
  (z.B. Freude, Angst, Hoffnung, Pessimismus usw.)
– Welche konkreten Pläne bestehen für die nächsten Tage?
  (privat und beruflich)
– Waren Partner/Familie/Freunde zu Besuch und wie wurde das erlebt?
– Welche weiteren Maßnahmen sind geplant? (z.B. Weiterbehandlung in
  der Klinik, ambulante Nachsorge, Patientenklub usw.)
– Verweildauer auf der Krankenstation
– Sind die Katamnesetermine schon fest vereinbart worden?

Teil 3: Leitfäden für die Katamnesegespräche

1. Katamnesegespräch (nach 6 Wochen)

2. Katamnesegespräch (nach 6 Monaten)

- Wie geht es im Moment? Befinden frei schildern lassen.
- Was ist in den letzten 6 Wochen/Monaten passiert? (Privat, beruflich)
  (die Bereiche erst einmal allgemein schildern lassen)
- Was wurde an Nachbehandlung gemacht?
  1. Überweisung
     - Medikamentöse Behandlung
     - Gespräche/Beratung
     - Psychotherapie
  2. Selbsthilfegruppe/Patientenklub
  3. Keine Überweisung/Nachbehandlung hat nicht stattgefunden
- Gibt es neue Konflikte?
- Welche Lebensbereiche sind belastet?
  (Arbeitssituation, Ausbildung, Haushaltsangelegenheiten, Familie und Kinder, Wohnsituation, Partnerschaft und Sexualität, Beziehung zu nahen Verwandten, Beziehung zu Freunden/Bekannten, finanzielle Lage, Freizeit, Gesundheit)
- Anzahl der Arztbesuche in den letzten 6 Wochen/Monaten
- Anzahl der krank geschriebenen Tage in den letzten 6 Wochen/Monaten
- Medikamentenverbrauch in den letzten 6 Wochen/Monaten
  (Handelsname und Dosierung)
- Falls Psychotherapie: beschreiben lassen
  (Anzahl der Kontakte usw.)
- Falls Selbsthilfegruppe: beschreiben lassen
- Falls eine ambulente Weiterbehandlung in der Klinik stattgefunden hat: Welche Ziele gab es, welches inhaltliche Vorgehen?
  (Beschreibung vom Therapeuten)
- Wie steht der Patient jetzt zum Suizidversuch?
- Wie sieht er jetzt den Konflikt/Auslöser? (Patienteneinschätzung)
- Wie steht er jetzt zum Konflikt/Auslöser? (Therapeuteneinschätzung)
- Besteht die Krise weiterhin? Symptome?
  (Einschätzung durch Patient und Therapeut)
- Ist die Krise abgeklungen?
- Ist eine Trennung von Partner/Familie/Freunden vollzogen worden?

– Ist der Patient *immer noch/erneut suizidgefährdet* (Einschätzung vom Patienten und Therapeuten), d.h. sind wieder Suizidgedanken aufgetreten, wie oft, bei welchen Anlässen, sind konkrete Suizidpläne gemacht worden, ist ein neuer Suizidversuch gemacht worden?
– Welche Gefühle stehen momentan im Vordergrund?
– Weitere konkrete Pläne für die nächste Zeit, privat und beruflich?
– Welche weiteren Maßnahmen erscheinen notwendig?
  (z.B. Weiterbehandlung in der Klinik, ambulante Nachsorge, Patientenklub usw.)
– Sonstige wichtige Veränderungen in den letzten 6 Wochen/Monaten (z.B. neue Partnerschaft, veränderte Arbeitssituation usw.)
– Wie sieht der Patient allgemein den nächsten Monaten entgegen?
– Was hat der Klinikaufenthalt (die Krisenintervention) gebracht? (Einschätzung vom Patienten und Therapeuten)
– Ist der 2. Katamnesetermin schon fest vereinbart worden?

Anhang 2:
Eine komplette Kurzpsychotherapie als Transkript

Ausgangssituation

Die damals 19jährige Patientin kam nach einem Suizidversuch mit Schlaftabletten und einer Flasche Wein von der Intensivstation in die psychiatrische Klinik.

Dem Konsiliarpsychiater, der sie auf der Intensivstation gesehen hatte, hatte die Patientin die Trennung von einem Freund als aktuellen Grund für ihren Suizidversuch angegeben. Die psychiatrische Anamnese war unauffällig.

Der jetzige Suizidversuch war der erste. Mehrere Monate vor diesem Suizidversuch hatte sie bereits Suizidgedanken, nachdem damals ebenfalls eine Beziehung auseinandergegangen war.

1. Sitzung[1]

T Ich weiß bislang nur, daß Sie über die Intensivstation gekommen sind; was ist überhaupt passiert?

P Alles weiß ich auch nicht mehr.

T Was wissen Sie noch?

P Daß ich irgendwann im Laufe der Nacht, als ich zu Hause war, durchgedreht bin.

T Was war denn da?

P Ach, ich hatte bis vor kurzem einen Freund, mit dem bin ich jetzt auseinander, und gestern, wie ich nachts frei hatte, da habe ich ihn getroffen, aber weil er mich nicht mehr beachtet, dann habe ich mich ziemlich betrunken, und dann kam mir alles so sinnlos vor, dann bin ich zur Apotheke gefahren, habe mir Tabletten besorgt und eine Flasche Wein.

T Mit welcher Absicht?

---

[1] *T* Therapeut (Reimer)   *P* Patientin

P Ja, um sie zu schlucken.

T Ja und dann? Wollten Sie sterben in dem Moment? (Patientin weint)

P Wie ich dann zu Hause war und das gemacht hatte, habe ich doch Angst bekommen und habe meine Freundin angerufen.

T Ich merkte jetzt eben, als ich Sie so angeschaut habe und Sie den Freund erwähnten, daß Sie noch sehr traurig sind. Möchten Sie denn ein bißchen über ihn erzählen, über ihn und sich? Na, ich gebe Ihnen mal ein Taschentuch, ja? Mmh, darf ich Sie denn ein bißchen vorsichtig weiter fragen? Sie können ja immer selber sagen, wo die Grenze ist. Wie lange kannten Sie ihn denn?

P Ja, im März habe ich ihn kennengelernt.

T Also so jetzt vor vier Monaten: Wo haben Sie sich kennengelernt?

P Nachts in der Diskothek, nee, stimmt nicht, ich habe ihn schon 2 Monate vorher gesehen, da wußte ich überhaupt nicht, wer er ist, und er wußte nicht, wer ich bin.

T Anfang Januar haben Sie ihn also zum ersten Mal gesehen; mochten Sie ihn und sind nicht an ihn herangekommen, oder wollten Sie auch nicht?

P Nee, ich habe ihn ja nur einmal gesehen und wie man so eben jemanden sieht, den man irgendwie gern mag oder gut findet. Ich habe ihn seitdem aus den Augen verloren. Und plötzlich war er dann wieder da und hat mich angesprochen.

T Er hat Sie angesprochen, Sie hatten zu der Zeit keinen Freund und waren vielleicht ganz froh darüber?

P Ja, daß gerade er es war!

T Was hat sich denn da so entwickelt in diesen paar Monaten zwischen Ihnen?

P Ja, eben ganz normal, wie das so ist.

T Na ja, das ist ja unterschiedlich zwischen Leuten, nicht?

P Ja, er hat mich jeden Tag abgeholt, wenn er von der Arbeit kam und dann haben wir zusammen was unternommen. Am Wochenende habe ich bei ihm geschlafen, also bei ihm gewohnt. Bloß weil ich so unheimlich eifersüchtig war, konnte ich es schon gar nicht sehen, wenn er mit anderen Mädchen gesprochen hat. Da habe ich mir jedes Mal eingebildet, daß da mehr ist als nur sprechen und war dann dementsprechend häufig beleidigt. Und dann haben wir uns öfters gestritten.

T Kennen Sie das auch aus früheren Beziehungen?

P Nein, so doll war es früher nie.

T Ist wegen Ihrer Eifersucht diese Beziehung auseinandergegangen?

P Ja, also ich habe selber gesehen, daß er auch mit anderen gesprochen hat;
  das war gar nicht so schlimm, aber mir wurde von anderen erzählt, wenn
  ich nicht da war, ist er mit anderen spazierengefahren oder irgendwo
  zum Kaffeetrinken. Für mich hat er dann keine Zeit gehabt. Und das
  habe ich ihm dann gesagt, daß er mich jetzt in Ruhe lassen soll, daß ich
  das nicht   will. Ja, und dann hat er mich auch in Ruhe gelassen, was ich
  hinterher wieder bereut habe.

T Ja, also ich verstehe Sie jetzt so, daß Sie Ihre Eifersucht kennen, aber daß
  er die ja zum Teil auch genährt hat. Er hat ja offenbar auch ein bißchen
  mit anderen Frauen rumgemacht?

P Ja, aber, ich weiß nicht, ob es so war, ich habe mir immer mehr eingebildet als vielleicht gewesen ist.

T Ja, ein Verhältnis zum Beispiel?

P Er ist so ein Typ: Wenn er durch die Straßen geht, dann müssen ihn alle
  irgendwie nett finden, auch Mädchen. Er muß immer eine Beziehung haben, und alle müssen ihn gut finden, nicht nur ich.

T Also ist er sehr auf Bestätigung angewiesen. Spielte das auch in der Beziehung zwischen Ihnen beiden eine große Rolle?

P Wenn ich dabei war, dann war alles in Ordnung, aber sowie er mal allein
  wegging, habe ich von woanders gehört, daß auch andere Mädchen mit
  bei ihm waren, das fand ich natürlich nicht gut. Wenn ich mit jemandem
  zusammen bin, dann möchte ich, daß er nur mit mir zusammen ist und
  nicht noch mit zehn anderen.

T Na klar, sicher! Und als Sie ihn die ersten Male gesehen haben, was hat
  Sie so gereizt, was hat Ihnen gefallen an ihm?

P Er hat so eine witzige Art an sich. Er muß immer jeden zum Lachen bringen. Und auch so wie er auftritt, ganz lässig immer, nicht irgendwie ver-
  klemmt. Ich weiß nicht, wie ich es sagen soll.

T So selbstverständlich, oder wie könnte man das sagen?

P Ja, und auch so ein Typ.

T Was ist er für ein Typ?

P Ganz groß, sportlich, dunkle Haare und so einen Schnauzbart und so
  schöne hellblaue Augen. Und die habe ich... (Patientin weint wieder)

T Er hat Ihnen auch äußerlich sehr gut gefallen. Gab es noch etwas anderes?

P Im Moment .. (weint noch)

T Wenn wir das nochmal überlegen, was Ihnen alles gefallen hat an ihm:
  Sie haben ja verschiedene Dinge aufgezählt. Gibt es da irgendeinen

Punkt, der für Sie besonders wichtig war, so daß Sie mit ihm unbedingt Kontakt haben wollten?

P Ja, weil er so lustig war, weil die anderen ihn auch alle gern hatten. Weil er immer Witze und Scherze gemacht hat und alle auch nur gut über ihn gesprochen haben. Ich war froh, daß ich mit ihm zusammen bin.

T Vielleicht waren Sie selbst auch ein bißchen angesteckt von seiner Lustigkeit. Und das war auch angenehm. Mmh, und dann höre ich auch, daß sein Aussehen eine große Rolle gespielt hat. Gut, und dann kam der Punkt der Treue, habe ich das richtig verstanden? Wo Sie so gesagt haben: Also Freundchen, nicht mit mir?

P Ja, ich habe ihn dann vor die Wahl gesetzt, entweder ich oder die anderen. Er fand das nicht so schlimm, daß er jetzt mit den anderen eben mal Kaffeetrinken gefahren ist oder sich nochmal mit irgendeiner getroffen hat. Im Gegensatz zu mir. Dann habe ich eben gesagt: Ja, wenn du das lieber magst, laß mich in Ruhe. Das hat er dann auch getan.

T Ja, wann war dieses Gespräch ungefähr, wie lange ist das denn her?

P Drei Wochen.

T Schon drei Wochen? Haben Sie sich danach nicht mehr gesehen?

P Gesehen haben wir uns öfters nachts, wenn ich in Diskotheken unterwegs war.

T Und wie war das denn?

P Ich bin in die Diskotheken gegangen, in denen er auch ist.

T Na ja, sicher! Wollten Sie ihn kränken mit anderen Männern oder wollten Sie ihn treffen?

P Ich wollte bloß, daß er mich sieht. Ich wollte ihn auch sehen.

T Und daß er vielleicht zurückkommt? Wie ist denn das verlaufen, wie hat er sich verhalten?

P Also am ersten Tag danach saß ich ziemlich bedrückt in der Diskothek rum, und er war irgendwie auffällig fröhlich. Als wenn ihm das alles überhaupt nichts ausmacht. Das nächste Mal, wie wir uns da wieder getroffen haben, war es umgekehrt. Da saß er eben bedrückt rum, und ich war richtig fröhlich, wie ich mit meiner Freundin da war.

T Wie haben Sie sich begrüßt?

P Als wenn wir uns nie gekannt hätten.

T Aha! Finden Sie das in Ordnung?

P Nein, das fand ich fast am schlimmsten.

T Was hätten Sie denn am liebsten gemacht, wenn Sie Ihrem Gefühl nachgegangen wären?

P Am liebsten wäre ich zu ihm hingegangen und hätte mit ihm gesprochen.

T Warum haben Sie das nicht gemacht?

P Weil ich zu stolz war!

T Ja, vielleicht nach dem Motto: Wenn er was von mir will, soll er kommen?

P Genau!

T Ja, aber Sie wollten doch auch was, und Sie sind nicht zu ihm gegangen. Das fällt mir auf.

P Ja, in solchen Dingen bin ich wirklich zu stolz, aber, da warte ich lieber Jahre, daß der andere vielleicht mal kommt.

T Jahre?!

P Na ja, aber...

T Ja, Sie haben Jahre gesagt, also eine lange Zeit. Mmh. So, das mit dem Stolz: Meinen Sie damit, wenn Sie nun Ihrem Gefühl folgen und hingehen, daß Sie dann Angst haben, Sie kriegen einen Korb? (Patientin nickt). Also dann haben Sie sich in den letzten drei Wochen ja doch gesehen. Ich stelle mir das sehr unangenehm vor, denn Sie mochten ihn ja noch.

P Ich habe ihn immer gesehen, aber nie mit ihm gesprochen.

T Wie sind Sie denn damit fertig geworden?

P Tja...

T So wie Sie ausschauen, war es schlimm für Sie und Sie sind immer noch traurig.

P Ja.

T Das ist ja auch eine Quälerei, finden Sie nicht? Wie oft war das ungefähr in diesen letzten drei Wochen, daß Sie ihn gesehen haben?

P Sechsmal, und außerdem noch nachmittags in der Stadt, wenn er spazierengefahren ist.

T Allein oder mit anderen Frauen?

P Wenn ich ihn gesehen habe, dann war er immer allein.

T Haben Sie sonst nochmal was von oder über ihn gehört? Haben Sie sich denn in diesen schwierigen Wochen mal jemandem anvertraut?

P Doch, meiner Freundin.

T Was sagte die denn?

P Na, sie kannte das Problem, weil sie es auch mitgemacht hat, aber es eben nicht so schlimm fand wie ich.

T Also hat die Freundin Sie verstanden? Was hat sie Ihnen geraten?

P Tja, daß ich ihn vergessen soll, weil er es wohl nicht ehrlich meint.

T Das ist nicht einfach, nicht? Jemanden, den man gern hat, einfach so zu vergessen. Haben Sie es denn versucht?

P Ja, indem ich mich abgelenkt habe, so gut es ging.

T Womit?

P Wir zwei haben uns eine eigene Wohnung besorgt. Das war erst letzte
Woche.

T Die Freundin und Sie: Sind Sie auch schon eingezogen?

P Ja, und alles schön hergerichtet mit neuen Möbeln. So hatte ich denn Ab-
lenkung, aber jetzt, wo alles so ziemlich fertig ist, jetzt denke ich natürlich wieder daran wie schön es wäre, wenn er jetzt auch hier wäre.

T Ja, sicher! Aber warum ist der Selbstmordversuch gerade jetzt, also drei
Wochen später, passiert? Ist da noch irgendwas hinzugekommen zu dem
schon bestehenden Schmerz?

P Tja, letzten Donnerstag, wie ich da wieder in der Diskothek war, war er
mit jemandem da.

T Mit einer Frau?

P Ja, die ich auch gut kannte. Und natürlich, also fand ich, er hat etwas
übermäßig mit ihr da ... .

T Rumgemacht?

P Ja.

T Meinen Sie, er wollte Ihnen zeigen, daß er wieder jemanden hat?

P Ja, obwohl er zu mir über sie nur schlecht gesprochen hat. Sie hatte viele
Beziehungen zu Männern und irgendwie einen schlechten Ruf.

T Und so eine hat er sich dann genommen?

P Ja, aber nur für jetzt.

T Das ist ja jetzt erst zwei Tage her. Wie haben Sie sich da gefühlt? Das ist
ja offenbar in diesen drei Wochen, wenn ich Sie richtig verstanden habe,
das erste Mal, daß Sie ihn wieder mit einer Frau gesehen haben.

P Nee, mit der habe ich ihn schon einmal gesehen. Mit der bin ich auch gut
bekannt. Er ist allein gekommen, sie war auch allein und dann haben sie
sich hingesetzt und was getrunken. Aber gestern fand ich es nicht so gut,
wie das da war.

T Ich will mal sehen, ob ich das richtig verstehe. Er war mit dieser Frau da,
und dann hat die auch noch einen schlechten Ruf, und ich denke, das ist
auch ganz schön kränkend, daß er Sie so allein läßt und dann mit so einer
loszieht und vor Ihren Augen da rummacht und Sie sind immer noch allein. (lange Pause) Woran denken Sie gerade?

P Ja, daß ich eben vergessen habe, etwas zu sagen.

T Was denn?

P Ich hatte ihn einige Tage vorher angerufen, weil er noch einen Woh-
nungsschlüssel von meiner alten Wohnung hatte. Daß er mir den wieder
zurückbringen sollte. In dem Gespräch haben wir uns so lange unterhal-

ten, daß ich ihm alles gesagt habe, daß ich ihn trotzdem noch mag und
gerne wieder mit ihm zusammengehen möchte.

T Da haben Sie doch gesagt, was Sie möchten?

P Ja, und dann haben wir uns verabredet, eben zu dem Donnerstag, in einer
Diskothek.

T Wie war er denn in dem Telefongespräch? Hat er sich gefreut? Oder was
hatten Sie für ein Gefühl, wie Sie angekommen sind?

P Er hat wohl nicht erwartet, daß ich anrufe.

T Hat er sich denn gefreut?

P Das weiß ich nicht.

T Was haben Sie hinterher für ein Gefühl gehabt?

P Ein gutes, weil ich den Mut gehabt habe, mit ihm darüber zu sprechen.
Und dann mich dementsprechend auf den Donnerstag gefreut.

T Klar!

P Und daß dann sowas war. Das fand ich natürlich nicht so gut.

T Wo haben Sie sich verabredet?

P In der Diskothek – wie meistens.

T Und dann sind Sie da freudig hingegangen?

P Und dann kam der Hammer, wie er da mit der anderen war.

T Hat er Sie denn gesehen?

P Ja.

T Begrüßt?

P Nur gelächelt hat er.

T Hat sich gar nicht um Sie gekümmert?

P Nein.

T Das ist ja ein ganz schöner Hammer! Ich denke, daß dieser Donnerstag
der entscheidende Punkt für Ihren Selbstmordversuch gewesen ist, denn
in der gleichen Nacht ist es ja passiert.

P Ja.

T Wie ist das weiter verlaufen in der Diskothek? Können Sie das zu Ende
erzählen?

P Ja, dann habe ich mich an den Tresen gesetzt und mir ein Getränk nach
dem anderen bestellt.

T So als Betäubung? Kann man das sagen?

P Ja, und habe immer gewartet, daß er vielleicht doch mal guckt, weil ich
gleich hinter ihm saß.

T War das nicht eine Quälerei?

P Ja ... ziemlich.

T Er kam nicht?

P Nein, er kam nicht.

T Und wie war das denn für Sie?

P Ich wollte irgendwie auf mich aufmerksam machen und bin dann eben
  tanzen gegangen, was sie, die bei ihm stand, nie gemacht hat und habe
  dann auch gemerkt, daß er immer geguckt hat.

T Sie sind mit anderen Männern tanzen gegangen?

P Allein.
  Und habe mich dann eben wieder hingesetzt bis zu dem Zeitpunkt, wie
  er mit ihr Arm in Arm rausgegangen ist.

T Ja, und das hat dann gereicht.

P Ja.

T Das kann ich mir denken. Was haben Sie dann gemacht?

P Eine viertel oder eine halbe Stunde später bin ich dann auch zu Fuß losgegangen.

T In Ihre Wohnung oder erst zum Kiosk oder zur Apotheke?

P Ja, ich bin ein ganzes Stück zu Fuß gegangen.

T In welcher Stimmung waren Sie denn?

P Ich habe nur geheult.

T Und waren sicher auch enttäuscht. Das ist doch klar. Dann kam das, was
  Sie mir schon erzählt haben. (Pause) Wenn Sie jetzt so weinen, was sind
  da alles für Gefühle drin?

P Daß ich mich betrogen fühle eben.

T Ja. Klar, vielleicht auch Ärger und auch ein Stück Liebe.

P Ein ganz kleines.

T Na, ich weiß nicht, ich denke doch noch ein größeres Stück.

P Nee, ich weiß, daß er das nicht wert ist.

T Ja, das sitzt aber im Kopf, nicht? Ich denke, Ihr Gefühl ist doch noch anders. Kann das sein?

P Das bringt ja nichts, auch wenn das Gefühl da sein sollte. Das bringt ja
  nichts.

T Ja, das ist der entscheidende Punkt. Daß Sie denken, daß Sie jetzt nichts
  mehr machen können. Sie haben es versucht. Sie haben, das finde ich
  auch ganz mutig, mir ja erzählt, wie schwer es Ihnen eigentlich fällt, dann
  auf jemanden zuzugehen und dann haben Sie es schließlich auch gemacht, und dann hat er Sie ganz schön abfahren lassen, nicht? Sie haben
  dann in der Nacht die Freundin angerufen und haben ihr davon erzählt.
  Was passierte dann weiter?

P Die Freundin habe ich erst angerufen, als ich schon alles geschluckt hatte.

T Das waren 20 Tabletten. Wieviel hatten Sie getrunken an dem Abend?

P In der Disko habe ich nur Pernod-Cola getrunken, aber ich weiß nicht
   wieviel.
T Na, schätzen Sie mal.
P Vier, fünf. Ja, und zu Hause auch noch die ganze Flasche Wein.
T Ja, erinnern Sie sich denn noch an den Zustand, in dem Sie waren, oder
   sind Sie dann weggetreten? (lange Pause)
P Danach kam ich mir so müde vor. Dann bin ich zur Telefonzelle gerannt.
   Aber wie ich da hingerannt bin, weiß ich nicht mehr so genau.
T Sie haben Ihre Freundin erreicht?
P Ja. Und die kam auch zwei Minuten später.
T Und hat Sie dann in die Klinik gebracht?
P Ja.
T Oder hat sie einen Krankenwagen angerufen?
P Nein, wir haben erst zu Hause versucht, daß die Tabletten wieder raus-
   kommen, das ging aber nicht. Ich bin da irgendwie zusammengebrochen.
   Dann hat sie den Krankenwagen gerufen.
T Hatten Sie einen Abschiedsbrief geschrieben?
P Nein.
T Was erinnern Sie von der Intensivstation?
P Ja, daß ich mehrmals aufgewacht bin und kaum wußte, wo ich war. Ich
   weiß, daß mir mein Arm weh tat und daß ich dann am Tropf hing.
T Hat denn noch jemand mit Ihnen gesprochen?
P Im Krankenwagen, der Sanitäter hat mich immer wachgehalten und
   mich alles mögliche gefragt.
T Und auf der Intensivstation, da auch? Hat irgend jemand mit Ihnen ge-
   sprochen?
P Ja, ich glaube, ich habe nur geheult und konnte nicht sprechen.
T Wer war denn der erste Arzt, mit dem Sie über Ihre Probleme gespro-
   chen haben? – Bin ich das?
P Ich glaube ja.
T Dann möchte ich Sie noch ein bißchen weiter fragen. Wir werden ja in
   den nächsten Stunden noch näher über Ihre Lebensgeschichte sprechen,
   was bis jetzt so alles gewesen ist. Was ich Sie jetzt aber erst einmal fra-
   gen möchte ist, ob das Ihr erster Selbstmordversuch war. (Patientin
   nickt) Und kennen Sie Selbstmordgegedanken?
P Ja, die hatte ich vorher schon einmal.
T Wann?
P Es war bei demselben Problem mit jemand anderem, bloß ...
T Versuchen Sie sich bitte daran zu erinnern, wann das war.

P Es war auch im März dieses Jahres. Da bin ich mit einem Mann auseinandergegangen und war zwei Wochen allein.

T Mit dem jetzigen Freund?

P Nee, mit einem anderen.

T Wie ist es denn zu dieser Trennung gekommen?

P Ja, er hatte auch eine andere Freundin. Und ist mit der zusammen gewesen, ohne was zu sagen, und ich habe es nicht gemerkt.

T Ach so, dann war Ihre Eifersucht ja wieder begründet?

P Ja.

T Haben Sie ihn weggeschickt, oder ist er gegangen?

P Nee, er hat mich weggeschickt.

T War das auch wieder so eine kränkende Situation? Wie lange kannten
Sie diesen Mann?

P Vom Juli letzten Jahres.

T Also ein 3/4 Jahr. Wie ist denn diese Beziehung verlaufen? War das auch
so schön wie mit dem letzten Freund jetzt?

P Es war mehr gequält, wir haben uns viel mehr gestritten. Ich war bloß
immer diejenige, die alles runtergeschluckt hat. Die immer gesagt hat:
Gut, das ist nicht so schlimm.

T Machen Sie das leicht mal, daß Sie Probleme und Ärger dann so wegdrücken?

P Nee, das habe ich bei dem Letzten jetzt nicht so gemacht. Ich habe immer gesagt, was los war, und deswegen haben wir uns öfter in der Wolle
gehabt.

T Mit dem Mann davor konnten Sie das wegdrücken?

P Hätte ich das nicht gemacht, wäre er viel früher gegangen.

T Schauen wir uns einfach mal die Männer in Ihrem Leben an, zum Beispiel diesen Freund. Sie haben ihn im Juli kennengelernt, im letzten Jahr.
Mögen Sie erzählen, wie Sie ihn kennengelernt haben? (lange Pause)

P Ja, wenn ich mal jemanden kennenlerne, dann ist es meistens in der Diskothek.

T Was mochten Sie an ihm?

P Irgendwie ist es fast dasselbe wie beim letzten Freund gewesen. Vom
Aussehen auch; er war selber ein ziemlicher Sportler, hatte aber stroh-
blonde Haare und war noch größer, über 1,90 m und schön breit gebaut.

T Also ein attraktiver Mann.

P Ja, und eben auch hellblaue Augen.

T Auch hellblaue Augen?! Also ein ähnlicher wie der letzte Freund. Sowas
zieht Sie an, nicht? Wieviel älter war er als Sie?

P Also der erste, der Blonde war 25 und der letzte 26 Jahre.

T Na, gut, also 6-7 Jahre älter als Sie. Gab's außer der Attraktivität noch etwas anderes, was Sie an ihm mochten? (lange Pause)

P Nee, ich war einfach nur stolz, mit ihm zusammen zu sein. Weil viele Mädchen das wollten und es nicht geschafft haben.

T Und Sie haben es geschafft, aber dann wurde es schwierig.

P Zuletzt hatte er für mich fast keine Zeit mehr. Hat weder angerufen noch ist er gekommen. Und ich war so oder so ohne Freund. Für die wenige Zeit, in der er mal da war, hätte auch ein Bekannter oder Nachbar kommen können. Eine Freundschaft ist bei mir, daß man sich eben jeden Tag sieht, und das war bei ihm nicht so.

T War das denn am Anfang der Beziehung dichter? Haben Sie sich da mehr gesehen?

P Ja.

T Und warum verdünnte sich das denn so, was meinen Sie?

P Das weiß ich nicht.

T Wie haben Sie sich denn sexuell verstanden? Gab es irgendwelche Probleme in diesem Bereich?

P Nein.

T Gut, mir ist trotzdem noch unklar, warum sich der Kontakt so verdünnt hat.

P Ja, das kann man drehen oder wenden, wie man will, das ist auch wieder ähnlich wie beim letzten Mann gewesen.

T Wie denn?

P Mit anderen Mädchen.

T Haben Sie das auch mal mitgekriegt?

P Ja, und deswegen hatte er für mich keine Zeit. Beim ersten habe ich es so gut es ging übersehen, da habe ich gesagt: Egal, Hauptsache ich bin mit ihm zusammen.

T Aber es ist Ihnen doch gar nicht egal!

P Nee.

T Vielleicht haben Sie gedacht, das müßten Sie in Kauf nehmen, wenn Sie mit ihm zusammenbleiben wollen. Das ist schwierig, nicht? Haben Sie denn irgendwann auch mal Hinweise dafür gehabt, daß er noch eine andere Frau hatte außer Ihnen?

P Ja, er hat es mir selber gesagt.

T Wann war das?

P Das war die Zeit, in der ich den Jan das erste Mal gesehen habe.

T Wie kam es letztlich dann zur Trennung?

P Wir haben uns aufgrund eines anderen Mädchens so in die Wolle ge-
  kriegt, daß er mich einfach stehengelassen hat.
T Was haben Sie ihm damals gesagt?
P Ja eben, daß ich das nicht gut finde, aber er fand das nicht so schlimm.
  Da hat er gesagt: Wenn dir das nicht paßt, dann geh doch!
T Also hat er Sie fallengelassen. Und damals haben Sie Selbstmordgedan-
  ken gehabt? Können Sie mir darüber etwas erzählen?
P Ja, ich habe gedacht, daß ich ohne ihn nicht mehr leben kann, weil ich so
  lange mit ihm zusammen war.
T Und wie gingen die Gedanken weiter?
P Ja, da kam es gerade gut, daß ich etwas später den anderen kennengelernt
  habe.
T Da sind Sie von diesen Gedanken abgekommen. Aber ich merke jetzt
  noch, wie traurig Sie sind, wenn Sie sich an diese Situation erinnern. Das
  macht Ihnen doch eine Menge aus, verlassen zu werden. Auf den Punkt
  werden wir in den nächsten Stunden nochmal zu sprechen kommen. Auf
  dieses schreckliche Gefühl, verlassen zu werden und daß Sie dann auch
  denken, Sie könnten so alleine nicht weiterleben. Ich könnte mir denken,
  daß das vielleicht irgendwo in Ihrer Lebensgeschichte schon mal eine
  Rolle gespielt hat. Das schauen wir uns einfach noch einmal in Ruhe an.
  Heute nachmittag vielleicht. Wir machen jetzt erstmal Schluß und treffen
  uns wieder zwischen 17.00 und 18.00 Uhr.

Rückblick zur 1. Sitzung

Der Sitzungsrückblick zeigt v. a. die Beziehungsproblematik der Patientin.
Bei der biographisch begründeten Angst, verlassen oder fallengelassen zu
werden, fällt auf, daß die Patientin sich v.a. Männer sucht, durch deren Attraktivität sie sich aufgewertet fühlen kann, ohne deren Motivation zu einer
festen, verläßlichen Beziehung zu prüfen. Gleichzeitig verspürt sie den
Zwang, mit anderen Frauen um einen Mann zu rivalisieren und die Auserwählte zu sein. Deutlich wird auch, daß die Patientin offensichtlich meint,
durch Wegdrücken negativer Gefühle einen hohen Preis zahlen zu müssen,
um den Partner nicht zu verlieren.

2. Sitzung

T Wie geht es ihnen jetzt?
P Gut!

T Was haben Sie so gedacht und erlebt?

P Ach, erlebt nicht viel, ich bin mit einer anderen Patientin spazieren gewesen. Und sonst habe ich immer nur geschlafen.

T Haben Sie sich über irgendwas Gedanken gemacht?

P Nee, ich habe nur geträumt.

T Mögen Sie mir das denn erzählen?

P Ach, ich habe von meiner Freundin geträumt.

T Ja. Was denn?

P Ja, daß sie mich besuchen kommt. Was sie so alleine machen wird. Aber sonst nichts.

T Was ist aus der Traurigkeit geworden?

P Ach, da habe ich vorhin gar nicht dran gedacht. Keine Zeit dazu.

T Wir waren ja bei den Freundschaften. Bei dem letzten Freund war es ziemlich klar. Und bei dem Freund davor, mit dem Sie im März auseinander waren, eigentlich auch. Jetzt lassen Sie uns einmal genau anschauen, ob Sie früher schon Selbstmordgedanken bei irgendwelchen weiteren Anlässen gehabt haben.

P Nein.

T Noch nie? Zum Beispiel in der Kindheit, wenn es irgendwelche Probleme oder Enttäuschungen gegeben hatte?

P Nee, früher war es meistens so: Wenn ich Probleme hatte, bin ich von zu Hause weggelaufen, als ich noch nicht volljährig war.

T Wo sind Sie denn hingelaufen?

P Ach, ich habe mich nur so rumgetrieben.

T Ja, wie alt waren Sie da, als das passierte?

P Sechzehn.

T Und wie ging das dann immer aus?

P Daß ich irgendwann nicht mehr konnte und von selber angerufen habe und daß sie mich holen sollen.

T Und das haben die Eltern dann auch gemacht? Gab es dann Knatsch?

P Nein.

T Ich denke, wir reden jetzt mal in aller Ruhe über Ihr Elternhaus, wie Sie groß geworden sind, und ich weiß auch gar nicht, was Sie von Beruf sind.

P Mein Beruf ist nichts besonders Schönes. Serviererin, in einer Kneipe. Seit ich 18 bin. Zu der Zeit war eine Freundin von mir auch da gewesen. Ich war arbeitslos, und sie hat zu mir gesagt: Komm doch einfach mal, und du guckst sie Dir mal an.

T Ja, haben Sie diesen Beruf erlernt?

P Nee, nicht mit Abschluß. Ein Jahr habe ich gearbeitet, ein Jahr bin ich
   zur Hauswirtschaftsschule gegangen. Das ist wie ein Lehrjahr, also zwei
   Jahre habe ich gelernt.
T Und warum nicht ausgelernt?
P Na, weil der Beruf meiner Meinung nach nichts für mich ist. Das Geld,
   was ich da erarbeitet habe, dafür mußte ich zuviel und zu schwer arbei-
   ten.
T Also haben wir die berufliche Seite erstmal so einigermaßen klar. Was
   erinnern Sie denn so aus Ihrer frühen Kindheit?
P Es war eigentlich immer alles in Ordnung. Ich habe drei Brüder, mit de-
   nen ich zusammen aufgewachsen bin.
T Sind die älter oder jünger?
P Einer ist älter und zwei sind jünger. So was besonderes zu erzählen gibt
   es da eigentlich nicht.
T Wie wars denn zu Hause?
P So schnell kann ich das eigentlich gar nicht sagen.
T Sie haben Zeit dafür. Sie können auch ruhig nachdenken. Wie ist so die
   Atmosphäre gewesen?
P Ja, die erste Zeit gut, bis ich dann so ein bißchen älter wurde und das los-
   ging mit nachts weggehen und so. Da wurde das immer so ein bißchen
   schlechter. Weil meine Eltern das nicht so gut fanden, wenn ich morgens
   um zwei nach Hause kam, weil ich um halb sieben wieder zur Arbeit
   mußte.
T Was macht ihr Vater beruflich?
P Er ist Maschinenschlosser.
T Wie alt ist er jetzt?
P Siebenundvierzig.
T Und die Mutter?
P Auch.
T Was waren das für Eltern? Man denkt ja manchmal an sein Eltern-
   haus. Waren das liebe Eltern, waren das strenge Eltern? Oder wie wür-
   den Sie die beiden so charakterisieren?
P Ja, ich finde normal. Also Streit gibts wohl in jeder Familie mal. Über-
   mäßig Streit war bei uns nie. Mit Schlägen zu Hause oder so, nie!
T Wie war die Erziehung ausgerichtet, was Sie betrifft? Sie sind das einzi-
   ge Mädchen gewesen von den vier Kindern.
P Ja, vorher wurde ich wohl so behandelt wie meine Brüder. Nur eben
   dann, wie ich in das Alter kam, mit Freunden wegging und so, dann wurde das anders. Dann wurde immer gesagt: "Ja, Dein Bruder macht es ja

auch nicht, warum Du?" Ich meine, der hat absolut keine Lust gehabt,
wie der in dem Alter war, nachts wegzubleiben. Ja, ich fand das eben gut
und hab's dann eben gemacht, ob ich durfte oder nicht.

T Hat's dann Ärger gegeben?

P Ja.

T Wer hat ihnen die meisten Vorhaltungen gemacht?

P Mein Vater am meisten.

T Was hat er dann gesagt?

P Ja, wenn ich absolut nicht hören will, dann Erziehungsheim oder sowas.

T So richtig 'ne Drohung, daß sie dann weggegeben werden.

P Ja, das war ja auch ein Grund, weil ich von zu Hause weggelaufen bin. Weil ich eben nicht nachts weg durfte. Ich durfte nachher gar nicht mehr.

T Hatten sie da ihre ersten Freunde in dem Alter?

P Ja. Meine Eltern meinten natürlich immer, es sind die falschen Freunde.

T Sie haben sich damals so nicht verstanden gefühlt von den Eltern in ihrem Freiheitsdrang.

P Eben, vielleicht auch nicht meine Probleme, weil ich das einzige Mädchen war. Die haben andere Probleme als Jungens.

T Ja, klar. Was waren damals Ihre Probleme? Sie erinnern das bestimmt, nicht?

P Ja, daß ich mich mit Jungs rumtreibe.

T Wurden Sie da so hingestellt als Nutte, oder so?

P Ja, so hintenrum irgendwie.

T Ja, von wem besonders?

P Hinterher von beiden Eltern. Wenn ich nachts wegbleibe und wiederkam, wenn die Diskotheken zu hatten, meinten sie natürlich, ich bin mit solchen Leuten zusamen, die Zeit dazu haben, die nicht arbeiten müssen.

T Also, die hatten Angst, daß Sie auf die schiefe Bahn kommen?

P Ja.

T Solche Fragen haben Sie sicher sehr gekränkt.

P Ja.

T Wie sind Sie damit umgegangen, wenn sowas kam?

P Ja, daß wir uns gestritten haben, wenn ich kam und kein Wort gesprochen habe.

T Konnten Sie sich nicht irgendwie verständlich machen? Daß das eben nicht so ist, wie die befürchten. (Patientin bekommt Tränenin die Augen) Was macht sie jetzt so traurig?

P Daß ich mir das so angehört hab', bis es mir auf die Nerven ging. Daß ich dann eben gar nicht mehr nach Hause gekommen bin. Und das war kurz nach meinem 18. Geburtstag. Jetzt bin ich 19, und seitdem war ich nie wieder zu Hause.

T Dann haben Sie ja die Eltern ein Jahr lang nicht gesehen?

P Ein Jahr.

T Auch gar nicht gesprochen?

P Doch gesprochen schon. Aber als sie dann gehört haben, was ich jetzt arbeite, dann wollten sie nichts mehr mit mir zu tun haben. Und gestern haben sie angerufen, weil meine Freundin zu Hause Bescheid gesagt hat. Da haben sie auch nur gesagt, wir besuchen dich erst wieder, wenn Du Deine Ausbildung abschließt.

T Das ist eine ganz schöne Enttäuschung, nicht? Sie fühlen sich gar nicht angenommen von den beiden. Haben Sie vielleicht mal überlegt, daß das auch mit den Eltern zu tun haben könnte, daß sie jetzt den Selbstmordversuch gemacht haben? (Patientin weint)

T Soll ich Ihnen ein Taschentuch geben?

P Entweder sie akzeptieren mich so, oder sie lassen es eben sein. Ich fühl' mich jetzt wohler als vorher, muß ich sagen.

T Ja, aber gleichzeitig müssen Sie weinen und sind traurig, und ich denke doch, daß es Ihnen sehr viel mehr ausmacht, daß die Eltern Sie so verurteilen.

P Ja, aber ich kann sie zu nichts zwingen.

T Aber ich denk', eigentlich würden Sie sich gern etwas anderes von denen wünschen.

P Ja, so wie mit meiner Freundin. Die hat genau noch so Kontakt nach Hause wie früher. Warum geht das nicht bei mir? Aber mit denen an einem Tisch sitzen könnte ich sowieso nicht mehr.

T Sind das so ordentliche Leute, so moralische Leute, Ihre Eltern? Sind Sie aufgeklärt worden zu Hause?

P Nein, ich mußte mir selbst alles zusammensuchen.

T Hatten die Hemmungen?

P Ja, ich stelle mir das so vor, daß das bei denen zu Hause genauso war.

T Wie sind denn die Eltern miteinander vor den Augen der Kinder umgegangen?

P Ja, eigentlich immer gut, gestritten haben sie sich, so lange ich denken kann, mir gegenüber nie. Da waren sie so: Mutter auf meiner Seite und Vater gegen uns beide.

T Haben Sie mal Zärtlichkeiten zwischen den Eltern erlebt?

P Ja, früher.

T Wie verstehen die sich denn so?

P Meine Eltern?

T Ja. Wie schätzen Sie das ein? (Patientin weint wieder) Was macht Sie
traurig? Ich habe den Eindruck, daß das ein ganz wichtiger Punkt ist, die
Geschichte der Beziehung mit den Eltern und auch, daß da nichts mehr
läuft.

P Ja, das ist normal. Wer möchte schon gern ohne Eltern sein?

T Ja. Würden Sie denn wollen, daß wir mal zusammen sprechen, Ihre Eltern, Sie und ich?

P Nein, weil ich dann schon ganz anders wieder sprechen würde, als ich
jetzt spreche.

T Wie würden sie dann sprechen?

P Das weiß ich nicht.

T Was denken Sie denn?

P Ja, dann würde ich vielleicht zehnmal überlegen, was ich jetzt sag'. Und
jetzt sag' ich alles so, wie es in meinem Kopf ist.

T Haben Sie denn Angst, daß die Eltern Sie kritisieren würden?

P Ja.

T Ich bin überhaupt auf die Idee gekommen, weil ich merke, was Ihnen das
ausmacht, daß es mit den Eltern so schief geht. Vielleicht kommen wir
auch noch mal drauf zurück, was man machen kann. Aber noch mal zu
Ihrer Kindheit zurück. Überlegen Sie mal, was Sie so an Erinnerungen
aus den ersten 6 Lebensjahren haben. Schauen Sie mal ganz in Ruhe,
was Ihnen in den Sinn kommt.

P Ja, höchstens, wie ich zur Schule gekommen bin.

T Wie war das denn?

P Ja, unheimlich ... Also ich habe lange drauf gewartet, wie ich noch kleiner war, wann ich endlich zur Schule komme.

T Wollten Sie so gerne?

P Ja. Ich kam erst mit 7 zur Schule, weil ich im Juni erst 6 geworden bin;
mußte dementsprechend noch ein Jahr länger warten und fand das natürlich ungerecht. Und als es nun soweit war, als ich nun zur Schule durfte,
fand ich es doch nicht so toll, wie ich es mir vorgestellt hatte. Und dann
das nächst Wichtigste ist, wie ich 12 war, da habe ich meinen Bruder bekommen.

T Ja, wie war das dann für Sie? Macht Sie das wieder so traurig? Was war
denn da noch schlimm für Sie?

P Er war wie mein eigenes Kind.

T Was meinen Sie damit? Haben Sie ihn so wie ein eigenes Kind betrach-
tet?

P Ja, wir haben eine ganze Zeit miteinander verbracht. Ich habe ihn überall
  mit hingenommen. Und er hat mich zuletzt Mama genannt.
T War das schön?
P Ja.
T Sie lächeln so.
P Ja!
T Haben Sie denn zu ihm ein innigeres Verhältnis gehabt als zu Ihrer eige-
  nen Mutter?
P Ne, das nicht. Aber ich fand's eben toll, so einen kleinen Bruder zu ha-
  ben. Und hab das denn eben früh mitgekriegt, wie das ist mit Kindern,
  wie man die behandelt und so. Das wußte ich alles schon mit 12.
T Eine schöne Zeit, ja? Wie lange war das so schön mit ihm?
P Eigentlich so lange, bis ich von zu Hause wegging.
T Haben Sie denn Kontakt mit ihm (Patientin schüttelt den Kopf) Nee?
  Wie kommt das?
P Ja, wenn ich mit ihm Kontakt habe, dann muß ich auch zu Hause Kon-
  takt haben.
T Ja, richtig. Ich glaube, er ist jetzt sieben.
P Ja, er hat morgen Geburtstag.
T Ich habe den Eindruck, daß das ein ganz besonderer Bruder für Sie ist,
  nicht? Wie alt sind die beiden anderen jetzt?
P Der eine ist 13, der älteste ist 24.
T Wie ging es denn mit diesen beiden anderen Brüdern?
P Ja, die beiden anderen sind andere Typen als ich. Und der ganz kleine,
  also wir sind irgendwie wie Zwillinge.
T Ein Herz und eine Seele?
P Er ist genauso wie ich, also groß, blond. Die anderen sind kleiner und
  dunkler wie mein Vater, und wir sind blond wie meine Mutter.
T Groß und blond, das entspricht ja den Männertypen, die Sie mögen,
  nicht?
P Und blauäugig ist er auch, dunkelblaue Augen.
T Wie war's den so mit Ihnen und dem älteren Bruder in der Kindheit?
P Besondes war es nicht.
T Wer ist denn bei den Eltern am beliebtesten?
P Die letzte Zeit war es wohl der ganz Kleine.
T Und als Sie so klein waren und er noch gar nicht geboren war, da waren
  Sie ja zu dritt: Wer war Vaters Liebling?

P Also eigentlich waren wir das alle zusammen. Also, daß einer bevorzugt wurde oder so, daran kann ich mich eigentlich nicht erinnern. Jedenfalls nicht auffällig oder nicht mit Absicht.

T Und wenn Sie daran denken? Häufig ist es ja so, daß Kinder einen bestimmten Elternteil besonders mögen oder Eltern ein bestimmtes Kind. Meinen Sie denn, daß es doch einige Vorlieben gegeben hat?

P Ja, ich glaub', das ist immer das Gegenteil, also die Söhne mögen die Mütter und die Töchter die Väter.

T Das ist häufig so. Aber bei Ihnen war das zu Hause anders.

P Ja, ich konnte bei meiner Mutter mit mehr ankommen als bei meinem Vater.

T Was ist denn Ihr Vater für ein Mensch?

P Ja, eben wie jeder Vater, und er möchte, wenn er von der Arbeit kommt, seine Ruhe haben und abends die Sportschau gucken.

T Und Sie hätten gern mehr mit ihm gemacht?

P Ja.

T Konnte man denn mit ihm knuddeln, hat er mal was mit Ihnen unternommen?

P Ja, die erste Zeit, als ich klein war, sind wir jedes Wochenende im Wald gewesen und haben Picknick gemacht.

T Ja, ist doch was Schönes! Vermissen Sie das ein bißchen?

P Ja.

T Und irgendwo war er aber auch so'n bißchen abweisend, habe ich den Eindruck.

P Erst später, als wir älter waren.

T Ich merke, wenn ich Sie anschaue, daß Sie häufig traurig werden bei dem Thema und daß Sie doch an zu Hause sehr hängen, Mhm. War denn der Vater sehr weich oder war das mehr so ein bestimmter Mann, ein harter?

P Ja, das war der Härtere von den beiden, Mutter hat öfter mal ein Auge zugedrückt, er nicht so oft.

T Wie würden Sie ihre Mutter beschreiben? Was ist das für eine Frau?

P Also, ich finde, Sie ist ebenso wie ich (Patientin weint wieder).

T Ist immer noch soviel Schmerz in Ihnen? Was ist denn das wichtigste Gefühl, was Sie momentan spüren?

P Ja, ich bin wütend auf zu Hause, daß die so sind.

T Daß die Sie so abschieben?

P Daß die einfach so sagen können, daß ich abhauen soll.

T Ja, es ist ja offensichtlich so, daß Ihren Eltern das Berufliche, was sie machen, mißfällt. Haben Sie denn früher mal andere Berufsvorstellungen gehabt, was Sie am liebsten werden würden?

P Ja, irgendwas mit Tieren wollte ich werden. Oder mit Kindern!

T Also sowas mit Pflege, ja? Mit was für Tieren wären Sie am liebsten umgegangen?

P Mit Pferden!

T Was hätten Sie mit denen am liebsten gemacht?

P Ja, daß man so häufig wie möglich mit denen ausreiten kann.

T Ja, und die auch so pflegen kann.

P Alles, was dazu gehört!

T Ja, was verbinden Sie mit Pferden an Gedanken, wie sind die?

P Weiß nicht, wie ich das sagen soll. Ich finde Pferde eben schön. Sie sehen erstmal gut aus, das ist vielleicht ein Grund.

T Haben die Eigenschaften, die Sie besonders schätzen?

P Ja, daß es Spaß macht, mit Pferden auszureiten.

T Ja, das auch. Machen Sie das gerne? (Patientin nickt) Sie reiten gerne. Wenn Sie an die Eigenschaften von Pferden denken, gibt es da irgendwas, was Sie besonders schätzen?

P Ja, daß sie eben auch intelligent sind. Daß sie einen wiedererkennen, wenn man sich um sie kümmert.

T Die sind treu, nicht?

P Ja.

T Ein wichtiger Punkt, glaube ich. Wenn man zu einem Pferd gut ist, dann merkt es sich das und freut sich, wenn es einen sieht. Das ist vielleicht ein wichtiger Punkt für Sie, diese Anhänglichkeit, ja? Die nehmen nicht übel. Die sind nicht so wie manche Menschen, könnt ich mir denken. Und sagen nichts.

P Und sagen nichts, jawohl.

T Haben Sie noch andere Tiere gehabt, die Sie sehr gern mochten, außer Pferden?

P Ja, Hunde und Katzen, und da ist es eben genauso. Ich hab' jetzt vor kurzem mir hier auch eine kleine Katze angeschafft.

T Was ist da das Besondere für Sie? Das sind ja sehr eigenwillige Tiere, nicht? Die kommen ja nicht so ohne weiteres, wenn man sie ruft?

P Nee, die kommen von selber oder gar nicht.

T So ist es, ja. Es sind auch Schmuser, man kann auch schmusen mit ihnen.

P Ja, vielleicht haben Tiere ja irgendetwas den Menschen voraus?

T Ja, ich denke, die enttäuschen einen vielleicht nicht so wie manche Menschen.

P Ja, stimmt.

T Ja, und es ist meine Erfahrung, daß gerade das für Menschen, die ziemlich viele Enttäuschungen erlebt haben, ein ganz wichtiger Punkt ist.

P Ja.

T Wären Sie denn gerne Tierpflegerin oder Tierarztassistentin geworden?

P Tierpflegerin!

T Tierpflegerin, ja. Aber Sie sind dann wieder abgekommen von dem Gedanken. Was hat es noch für Berufswunschvorstellungen gegeben, die Sie gut fanden und die Sie hatten?

P Ja, eben mit Kindern, Kinderführung.

T Kleine Kinder? Das ist ein ähnliches Problem, nicht? Kleine Kinder sind sehr auf Liebe angewiesen und auch sehr dankbar dafür, das scheint mir auch ein wichtiger Grund zu sein.

P Ja, weil es mir damals gut gefallen hat, als mein Bruder geboren wurde.

T Ja, ich verstehe schon, klar.

P Deswegen wollte ich sowas als Beruf haben.

T Ja, sicher. Ich überlege, ob man zu den beiden Berufswünschen sagen könnte, das Wesentliche dabei sei, daß Sie nicht enttäuscht werden.

P Ja, weil, kleine Kinder widersprechen auch nicht. Schreien vielleicht mal, aber mehr können sie so früh noch nicht.

T Das waren so die beiden wesentlichen Berufsvorstellungen, die Sie hatten. Nun überlege ich gerade, ob die nicht sehr viel zu tun haben mit Ihrem Elternhaus. Denn es ist ja wirklich unheimlich auffällig, wie Sie immer wieder traurig werden, wenn Sie an zu Hause denken. Sie haben mir Ihre Wut erzählt, und ich spüre auch Enttäuschung über das Verhalten Ihrer Eltern. Ich überlege gerade, ob das wirklich erst so seit der Pubertät ist, oder ob es nicht früher irgendwie Konflikte gegeben hat, bei denen Sie sich überhaupt nicht verstanden gefühlt haben?

P Daran kann ich mich eigentlich nicht erinnern.

T Waren Sie einmal längere Zeit krank? Sind Sie mal im Krankenhaus gewesen?

P Nee, nie!

T Und war ihre Mutter zu Hause nach ihrer Geburt? Konnte sie sich da so richtig um Sie kümmern?

P Ja.

T Ist denn die Mutter gern eine Frau? Ich frag' Sie das so, um zu sehen, ob die Mutter z.B. mit ihren Brüdern besser umgehen konnte als mit Ihnen.

P Ja, ich glaub', sie war immer gerne Mutter.

T Sozusagen unabhängig vom Geschlecht der Kinder. Wie war's mit Schmusen mit der Mutter?

P Ja, das war mit meiner Mutter noch mehr als mit meinem Vater. Also, das war für sie auch etwas ganz Wichtiges.

T Und das ging dann so mit beiden, habe ich den Eindruck, ganz gut. Ist das vielleicht der Punkt, wo Sie das Gefühl hatten, als Sie dann so selbst anfingen mit Freunden in Diskotheken zu sein, daß da ein Bruch in die Beziehung kam?

P Da hörte das auf!

T Das hörte auf. Und wie war das denn für sie?

P Ja, mir war das dann egal, wenn sie nicht wollten, wollten sie nicht.

T Aber irgendwo ist da doch eine Enttäuschung spürbar.

P Ja, weil ich eben seh', daß es in anderen Familien geht und bei uns nicht.

T Ja, und das machte sich alles an dem Punkt fest, so Ihre Freiheiten, die Sie sich genommen haben. Also, bisher kommt bei mir so an, daß Sie eigentlich eine recht harmonische Kindheit hatten. Ihr Vater war gelegentlich so'n bißchen ruppig, wenn er von der Arbeit kam, hat die Kinder weggeschoben, aber im Grunde konnte man auch was mit ihm anstellen. Und die Mutter war auch irgendwo so ein Schmusebär und Sie auch. Und als Sie irgendwann in die Pubertät kamen und anfingen in Diskos zu gehen, gab es einen unheimlichen Bruch, so wie die Vertreibung aus dem Paradies, so kommt mir das vor. War das so?

P Ja, sie dachten, vielleicht könnten sie mich damit zwingen, daß ich zu Hause bleib.

T Mit Liebesentzug. Aber das klappte natürlich nicht.

P Weil ich da auch meinen Dickkopf gehabt habe und gemacht habe, was ich will, so wie ich es jetzt auch mit meiner Arbeit gemacht habe.

T Ich überlege gerade, vielleicht können wir das auch ein Stück zusammen tun, ob nicht diese Arbeit, die Sie machen, sehr viel mit Wut auf die Eltern zu tun hat. Überlegen Sie mal in Ruhe.

P Nein, sie wußten ja bis vor kurzem gar nicht, daß ich so arbeite.

T Das meine ich nicht. Es kann ja so sein, daß man später mal Dinge tut, in denen sehr viel Trotz und sehr viel Protest ist, die sich an eine ganz bestimmte Adresse richtet. Manchmal ist einem das gar nicht so bewußt.

P Das verstehe ich jetzt nicht!

T Ich will es anders sagen: Immer wenn wir auf diese Zeit zu sprechen kommen – Sie kommen in die Pubertät –, dann taucht dieser Konflikt auf, und dann schildern Sie, daß sich etwas verändert zu Hause, daß Sie

aus dem warmen Nest rausgeflogen sind. Sie haben mir vorhin gesagt, als
Sie geweint haben, daß Sie wütend sind auf die Eltern. Ich überlege, ob
es z.B. ein Ausdruck von Wut auf Ihre Eltern sein könnte, daß Sie jetzt in
diesem Beruf arbeiten.

P Nö, dann hätte ich es ihnen von Anfang an gesagt, daß sie es auch wissen, aber ich habe versucht, es vor ihnen zu verheimlichen. Ja, um nicht
noch mehr Distanz zu ernten.

T Wie ist das denn mit Alkohol in Ihrem Leben?

P Ja, also übermäßig Alkohol habe ich eigentlich nie getrunken.

T Wenn Sie so arbeiten, mit den Gästen, dann trinkt man doch mal was,
nicht?

P Es gibt für uns alkoholfreie Getränke.

T Also, Sie müssen nicht trinken. Und wie ist es so in den letzten Jahren
gewesen, trinken Sie jeden Tag irgendetwas oder nicht? Ich meine jetzt
was Alkoholisches?

P Nö, höchstens wenn ich mal frei habe, mit Freundinnen weggehe, daß
wir da mal was trinken, aber nicht übermäßig. Also, daß ich sturzbetrun-
ken nach Hause komme, das nicht.

T Meinen Sie denn, daß der Alkohol ein Problem für Sie wird?

P Nö, ich trinke nicht Alkohol, also fast nie.

T Also, da ist nichts. Und nehmen Sie irgendwelche Tabletten?

P Auch nicht.

T Wenn Sie Ihr gegenwärtiges Leben anschauen: Welches sind Ihre
hauptsächlichsten Probleme?

P Ja, das mit meinem Freund und dann das mit zu Hause.

T Naja, das reicht schon, diese beiden Sachen, das belastet Sie ja mächtig.
Ich denke, wir sollten uns so in den nächsten Stunden diesen beiden
Punkten nähern. Gemeinsam überlegen, ob Sie irgendwas vielleicht auch
verändern könnten, was anders machen könnten, und ich würde mit folgendem da anfangen: Sie haben ja so ganz deutlich gemacht, wie sensi-
bel Sie reagieren auf diese, ja, Verhaltensweisen ihrer Freunde – dieser
beiden letzten. Das Rummachen mit den anderen Frauen und dieses so
Angst haben müssen, daß Sie betrogen werden, hintergangen werden,
und schließlich kommt es dazu, daß Sie fallengelassen werden. – Ja,
ich glaube, das ist für jeden Menschen etwas sehr Unangenehmes. Aber
es ist bei Ihnen ja doch so, daß es immerhin so weit geht, daß Sie dann
Gedanken haben, nicht mehr leben zu wollen und daß Sie die jetzt ja
auch zum Teil verwirklicht haben. Warum geht das soweit?

P Ja, weil ich eben unheimlich eifersüchtig bin auf die anderen Frauen und
  mich totärgern könnte, daß sie jetzt mit dem zusammen ist und ich alleine
  dastehe.
T Ja, mit Sicherheit. Ich hatte heute Vormittag, noch als wir an dem Punkt
  waren, das Gefühl, als ob Sie sich auch nicht sehr viel wert seien. Wenn
  Sie nun jemand, den Sie sehr mögen, verläßt, dann kann es passieren,
  daß man allein nicht mehr weitermachen möchte (Patientin weint wie-
  der). Das ist noch alles ziemlich dicht an ihnen dran. Wollen Sie noch ein
  Taschentuch haben?
P Ja. Das ist besser.
T Ich hole ihnen mal ein's. Mögen Sie sich denn leiden?
P Ja, im Gegensatz zu früher jetzt ja.
T Seit wann mögen Sie sich?
P Ja, seit ich nicht mehr zu Hause wohne.

Rückblick zur 2. Sitzung

Im Sitzungsrückblick wird deutlich, daß in der Biographie frühere Enttäuschungen gefunden werden können. So z.B. die Enttäuschung über das Verhalten des Vaters, zu dem sich die Patientin offensichtlich mehr Nähe gewünscht hätte. Die enge, konstante Beziehung zu ihrem jüngsten Bruder
zerbrach mit ihrem Fortgang von zu Hause. Ihre Enttäuschung über die Eltern und ihre unerfüllte Liebessehnsucht zeigt sich an ihren früheren Berufswünschen (Kinder- oder Tierpflegerin). Die Eltern ließen sie offensichtlich fallen, als sie – wie sich an der Berufswahl zeigen läßt – ihren
Vorstellungen nicht mehr entsprach.

Emotional waren auch in dieser Sitzung Gefühle von Trauer, Enttäuschung und erstmals auch Wut erlebbar.

3. Sitzung

T Ja, wie geht es Ihnen denn?
P Ganz gut.
T Das Personal hat mir berichtet, daß Sie sich sehr viel zurückziehen und
  ziemlich traurig sind. Ist das so?
P Tja, ich kann mit den Leuten und mir nichts anfangen. Was soll ich da
  mich mit denen näher befassen, und die sind nicht in meinem Alter.

T Ist das der einzige Grund? Oder geht Ihnen auch innerlich eine ganze
  Menge durch den Kopf? Wir haben jetzt auch zweimal miteinander ge-
  sprochen.
P Tja, ich denke darüber nach, was wir miteinander gesprochen haben.
T Hm, was denn so?
P Tja, daß es mir doch irgendwie hilft, daß ich Ihnen das alles erzähle.
T ... Sind da denn noch irgendwelche Dinge aufgekommen, die wir viel-
  leicht noch vertiefen sollten zusammen?
P ... wüßte ich nicht.
T Oder sind bestimmte Gefühle aufgekommen, die Ihnen jetzt im Moment
  wichtig sind?
  Wenn Sie jetzt Ihre Stimmung beschreiben würden, was würden Sie
  denn da sagen?
P ... morgens so müde.
T O.k. das macht ja nichts, aber sonst ...
P ... daß ich das gemacht hab.
T Sie meinen jetzt diesen Selbstmordversuch?
P Im Grunde genommen ist noch alles so wie vorher ...
T Ja, das müssen wir noch mal sehen, ob es wirklich so ist.
P Ja, ich mein nun mit ihm.
T Wie stehen Sie denn jetzt zu ihm nach ein paar Tagen Abstand, Donner-
  stag war dies Ereignis, und heute haben wir Sonntag?
P Ich möcht ihn am liebsten nie wieder sehen. Aber daß ich ihn wiederse-
  hen werde, das weiß ich auch.
T Und wo?
P Irgendwann.
T In Diskos?
P Ja, durch Zufall.
T Und wenn Sie sich das im Moment einfach mal vorstellen, ja was
  kommt denn da so an Gefühlen in Ihnen auf?
P Nicht solche wie früher. So daß ich ihn jetzt so ein bißchen hasse.
T Ja, meinen Sie mehr Wut und mehr Distanz oder mehr Wut und doch
  noch Nähe? Na, was meinen Sie?
P Tja, ich werd ihn einfach in Ruhe lassen und auch erwarten, daß er mich
  in Ruhe läßt, weil ich jetzt nichts mehr mit ihm zu tun haben möchte.
T Aber wenn Sie so über ihn sprechen, meine ich zu sehen, daß eben auch
  noch von der Zuneigung was da ist.
P Tja, es ist eben noch nicht so lange her.

T Sie fallen da leicht wieder rein, ... und Sie merken's auch. Woran denken
   Sie denn?
   Ich hab die Taschentücher da schon vorsichtshalber hingelegt.
P Tja, ich kann sowas eben nicht verstecken.
T Ja, das find ich auch ganz gut. Aber "sowas" meint jetzt den Schmerz.
   Wenn Sie so mal unsere beiden Gespräche gestern bedenken, da war ja
   sehr viel Schmerz. Sie haben eine ganze Menge geweint und haben aber
   auch von Ihrer Wut gesprochen. Hat sich da irgendwas geändert? Haben
   Sie da in dieser kurzen Zeit ein Stück mehr Distanz oder noch nicht, was
   meinen Sie?
P Ja, wenn ich direkt daran denke, das ist schlimmer als wenn ich auf der
   Station bin, da könnte ich nicht so einfach weinen.
T Warum, weil die anderen da sind?
P Nee, was anderes ...
T Was ist denn dann so in Ihnen drin?
P Ja, dann beobachte ich die anderen und denk viel weniger an mich.
T Sie können das dann so'n bißchen wegschieben?
   Ich hab's so verstanden, daß es zwei Themen im wesentlichen sind, die
   Sie sehr belasten. Es geht beide Male um das Thema Trennung. Und da
   war mir gestern sehr deutlich geworden, daß einmal die unfreiwillige
   Trennung von Ihrem Elternhaus und die Verachtung, die Ihre Eltern für
   Sie haben, ein Thema für Sie ist, das Sie sehr belastet. Und das, meine
   ich, sollten wir eigentlich auch heute noch besprechen. Und ein zweites
   Thema bildet sich aus den Schwierigkeiten mit Kontakten mit dem
   Freund und den beiden Trennungen, die Sie in diesem Jahr erlebt haben.
   Das ist ja auch nicht ganz ohne gewesen. Womit wollen wir denn anfan-
   gen?
P Ist mir egal!
T Was meinen Sie ist das schwierigere Thema von diesen beiden?
P Die sind beide ziemlich gleich.
T Vielleicht daß wir mit den Eltern mal anfangen. Hab' ich das richtig ver-
   standen gestern, daß Sie seit der Pubertät ungefähr einen Bruch erlebt ha-
   ben zu Hause? Daß mit der Eigenständigkeit, dem Weggehen, den Kon-
   takten mit Jungens bei Ihren Eltern eine Verurteilung einsetzte? Können
   Sie mir das noch einmal schildern, wie sich das genau bemerkbar gemacht hat und was sich da zwischen Ihnen und Ihren Eltern abgespielt hat?
P Ja, daß ich immer weniger durfte, und wenn ich mal weg durfte nur mit
   der Uhrzeit, die für mich viel zu früh war für mein Alter, mit 16 um

22.00 Uhr nach Hause. Das habe ich natürlich nicht gemacht. Die anderen Mädchen in meinem Alter durften auch länger bleiben.

T Haben Sie das gesagt zu Hause?

P Ja, hab ich gesagt. Dann haben sie gesagt, daß ich spinne und dann bin ich einfach weggeblieben, so lange wie ich Lust hatte und bin dann erst nach Hause gegangen.

T Und wie hat sich diese Spannung so weiterentwickelt? Das war ja wohl Kampf auch, nicht?

P Ja, daß ich im Grunde genommen gar nichts mehr alleine durfte nachher. Daß sie immer alles mit irgendwelchen schlechten Sachen in Verbindung brachten.

T Schlechte Sachen, was?

P Ja, was ich mache.

T Was denn?

P Also die meinten immer, die Leute, die nachts unterwegs sind, sind alles Verbrecher, und daß ich, wenn ich nachts weg bin, auch dazu gehöre.

T Was für Verbrecher sind das denn?

P Tja, was weiß ich, was die damit meinen. Irgendwelche, die keine Arbeit haben, Tag für Tag und jede Nacht in der Disko sitzen.

T Also unordentliche Leute?

P Ja. Sie hätten das eingesehen einmal in der Woche, am Wochenende oder so. Aber ich hatte keine Lust, jeden Tag zur Arbeit zu gehen. Ich wollte einfach im Bett bleiben und schlafen.

T Sie wollten etwas erleben abends? Ging das denn auch in Beschimpfungen von seiten Ihrer Eltern über?

P Nein, das eigentlich nicht. Das war erst zuletzt, wie ich von zu Hause abgehauen bin.

T Also ich merke, wenn wir darüber sprechen, dann ist Ihnen das sehr nah, so, als sei diese Auseinandersetzung noch gar nicht lange her. Es macht Ihnen heute noch viel, daß Ihre Eltern Sie nicht verstanden haben. Meinen Sie, daß Sie irgendwas verändern könnten? Ich habe den Eindruck, und Ihr Gefühl und Ihre Tränen zeigen das auch so ein bißchen, daß Sie nicht glücklich sind mit dem, was jetzt an Spannung da ist.

P Ich glaube mittlerweile, es ist mir egal.

T Glauben Sie wirklich?

P Sie wollten sich nicht ändern, sie wollten so bleiben, weil sie meinen, daß es richtig ist, wie es war.

T Was würden Sie sich wünschen von den Eltern?

P Daß sie, wie bei meiner Freundin eben, Kontakt zu mir haben können
und mich besuchen können, obwohl wir uns nicht mehr so gut verstehen
in meinem Alter.

T Nur: Wie realistisch ist das denn? Sie kennen ja Ihre Eltern gut. Wie realistisch ist es, irgendeine Veränderung bei denen zu erreichen, daß Sie
vielleicht doch etwas mehr Kontakt haben könnten?

P Entweder ich ändere mich total und gehe womöglich wieder nach Hause,
oder ich habe keine Eltern mehr.

T Naja, mit 19 wird man nicht mehr ohne weiteres nach Hause zurückkeh-
ren. Erwarten die das wirklich?

P Na, das wohl nicht, aber daß ich alle Brücken hinter mir abbreche: meine
ganzen Freundinnen, die Wohnung, alles hängen lasse und nur für meine
Eltern, wo die mich auch so lange haben sitzenlassen. Mach ich nicht!

T Ja, ja klar.

P Fühl ich mich jetzt echt wohler als vorher.

T Also dann scheint das ja so zu sein, daß eigentlich eine Menge Schmerz
da ist, daß Ihre Eltern so sind wie sie sind, aber daß Sie langsam auch sehen und merken, daß diese Kluft sich wohl nicht verändern läßt.

P Ja, meine Brüder stört das nicht. Bei denen war das nie so. Bei dem Älteren zum Beispiel, als er weggehen wollte, da hatte er auch gar keine Lust
dazu. Und dementsprechend hatten sie auch nie Probleme miteinander.

T Was macht der Älteste?

P Er ist Baumaschinenschlosser.

T Und lebt für sich, ist verheiratet, lebt zu Hause. Ist denn das Elternhaus so
attraktiv für ihn?

P Tja, ist ein ganz neu gebautes Einfamilienhaus.

T Ja, läßt er sich versorgen?

P Ja, er hat fast eine eigene Wohnung, der Keller ist ausgebaut.

T Aha, dann ist er im Haus und da haben Sie ja noch einen 6 Jahre jüngeren
Bruder. Also leben die drei Brüder noch zu Hause? Wie stehen Sie denn
zu Ihnen im Gegensatz zu den Eltern?

P Ja, der ältere Bruder, ich weiß nicht, ob der mit mir noch was zu tun haben will.

T Warum? Weiß der, was Sie machen? Hat er seinen Kommentar dazu
abgegeben? Er sucht also nicht den Kontakt zu Ihnen? Würden Sie sich
das denn wünschen?

P Das weiß ich nicht.

T Oder wenn Sie überhaupt an Ihre drei Brüder denken: Wie ist da der
Kontakt, und was vermissen Sie? (Patientin beginnt zu weinen)
Doch ein schlimmes Thema, nicht?

P Hm. Ja.

T Was ist in dem Schmerz jetzt alles so drin an Gefühlen?

P Manchmal bereue ich es auch, daß ich so dickköpfig war, weil ich hätte
jetzt auch noch zu Hause sein können.

T Und wie wäre Ihr Leben dann? Was meinen Sie?

P Ja anders.

T Wie denn?

P Überwacht.

T Überwacht, ja, ja, das ist mit 19 natürlich nicht mehr so attraktiv.

P Ich war schon immer anders als die andern drei.

T Woran haben Sie das gemerkt?

P Erstmal hab ich andere Interessen, und ich hab auch mal meinen Kopf
durchgesetzt, wenn ich irgendwas wollte und nicht nachgegeben. Und
das haben die nicht gemacht.

T Bereuen Sie's manchmal?

P Ja, es ist im Grunde genommen meine Schuld, daß ich weg bin.

T Ich merke jetzt gerade, daß das ja ein ganz zwiespältiges Thema ist. Einerseits sagen Sie, ich bin froh, daß ich von diesen überordentlichen, re-
glementierenden Leuten weg bin und andererseits sagen Sie mir, manchmal bereuen Sie, daß Sie Ihren Dickschädel durchgesetzt haben; da ist
schon auch eine Sehnsucht in Ihnen.

P Ja.

T Ich will das auch gar nicht irgendwie bewerten, sondern ich will nur sagen, daß ich denke, daß es ein Konflikt ist. Dieses "hin und weg" vom
Elternhaus. Ich überlege, ob Sie nicht doch irgendwie in diesem Punkt
einen Kompromiß finden könnten, der Ihnen ein bißchen weiterhilft, der
das ein bißchen entschärft. Lassen Sie uns mal ganz in Ruhe überlegen.

P Mir kommt im Moment gar nichts in'n Kopf.

T Sind Sie voller Gefühle?
Also ich denke jetzt gerade, ob Sie nicht eine ganz schöne Wut auf die
Engstirnigkeit Ihrer Eltern haben.

P Ja, hab ich bestimmt.

T Aha.

P Hat sich eben nie geändert, obwohl ich weggelaufen bin von zu Hause,
es ist trotzdem immer so geblieben.

T Wie haben Sie sich denn geändert?
  Sind auch Dickschädel, oder?
P Hm.
T Sind das auch Dickschädel?
P Ja.
T Aha.
  Da ist die eine Front, und da ist die andere.
P Und da geht's nicht weiter.
T Und das ist ja der harte Punkt, an dem ich dabei so überlege, ob Sie nicht
  irgendwas ändern können, ohne sich aufzugeben.
P Ja was anderes kann man nicht, weil ich meinen Dickkopf behalten wer-
  de.
T Meinen Sie, wenn Sie irgend etwas verändern, ohne sich ganz zu ändern,
  würde das so aussehen, als ob Sie klein beigeben?
P Ich würde mich auch nicht wohlfühlen.
T Warum?
P Ich könnt jetzt morgen dahin gehen wo ich arbeite und dann sagen, ich
  komm nicht mehr, zu meinen Freunden sagen, ich komm nicht mehr und
  geh nach Haus.
T Das geht?
P Ja, das geht. Und die zu Hause würden mich auch reinlassen, aber dann
  wird es ein, zwei Tage gehen, und ich würd dann wieder weg sein.
T Da muß dann irgend etwas sein, was Sie wieder wegtreibt.
P Weil man mir das bestimmt immer wieder vorhält.
T Könnte es nicht auch sein, daß Ihre Eltern froh sind, daß Sie wieder da
  sind, ohne Ihnen etwas vorzuhalten?
P Nee, sonst würden sie mich so nehmen wie ich bin.
T Und das ist offenbar nie so richtig geschehen.
  Aha, hm, das ist, glaub ich, auch ein sehr wichtiger Punkt. Ist es schon
  immer so gewesen, auch schon als Kind?
P Nee, nicht so bewußt.
T Wann ist Ihnen das so bewußt geworden?
P Ja, als ich eben älter wurde.
T Wie ging das denn: Sie sind ja eine große Familie mit sechs Leuten, wie
  ging das denn mit den Brüdern, waren die auch so, oder war das mit den
  Brüdern ganz anders, haben die Sie mehr akzeptiert?
P Mich?
T Hm.

P Vielleicht war es, daß ich das einzige Mädchen war, daß ich deswegen ir-
  gendwie den Dickkopf haben mußte, um vor meinen Eltern und vor meinen Brüdern irgendwas zu beweisen. Und mir nicht als blödes Mädchen
  alles gefallen zu lassen.
T Also haben Sie das Gefühl, die Jungens haben mehr Rechte? Ja, Hm. Vor
  allem der Ältere oder auch die Jüngeren?
P Der Ältere.
T Der Ältere. Hat er das auch so rausgekehrt, daß er ein Mann ist und sich
  mehr erlauben kann als Sie?
P Ja, wie ich 18 war, da war ich ja noch kurze Zeit zu Hause.
T Ja.
P Da hab ich auch immer gesagt: Jetzt kann ich endlich weg, solange ich
  will. Und keiner kann mir die Uhrzeit mitgeben. Und das haben sie ver-
  sucht trotzdem zu machen. Bloß er, er war ja schon über 18, durfte kom-
  men, wann er wollte. Aber wenn ich nachts um 3 oder so kam, stand
  mein Vater meistens noch da im Flur und hat mich erwartet.
T Nachts um 3. Aha, und?
P Ja.
T Kommentar?
P Tja.
T Was denn?
  Was spielte sich dann ab?
P Kommentar mit der Hand.
T Was war denn los? Was hat er gemacht?
P Er hat mich eben geschlagen.
T Als Sie schon 18 waren?
P So gerade erst ein paar Tage 18.
T Haben Sie sich denn das gefallen lassen?
P Ja, was hätt ich denn machen sollen?
T Was hätten Sie denn machen können?
P Weiß nicht.
T Hat er also eine Ohrfeige gegeben?
P Ja. Das war kurz vor dem, als ich abgehauen bin und dann eben bis jetzt,
  ein ganzes Jahr.
T Was meinen Sie, was der Vater sich dabei gedacht hat? Hat er Sie denn
  auch beschimpft?
P Ja, wenn ich so weitermache, als was ich dann ende.
T Als was? Was hat er gesagt, was waren seine Worte?
P Das können Sie sich doch bestimmt vorstellen.

T Ja, ja, ich kann mir's schon vorstellen.

P Das ist natürlich ein Schimpfwort.

T Nutte, ja?
Bei solchen Auseinandersetzungen haben Sie ihm irgend etwas gesagt?

P Bloß, daß es nicht so ist. Das war ihm egal, ob ich was gesagt hab oder nicht. Er war im Recht. Fertig!

T Also ich überlege, wie das so gewesen ist. Sie gehen in einem respektablen Alter aus und kommen auch häufiger spät nach Hause und Sie sind 18 und Ihr Vater hat nichts Besseres zu tun, als Ihnen aufzulauern zu Hause. Und dann kriegen Sie erstmal einen hinter die Löffel und werden beschimpft. Und ich denke auch, daß vielleicht Ihr Trotz eine Rolle gespielt hat.

P Das kann schon sein, aber ich möchte so bleiben wie ich bin und von ihnen so akzeptiert werden.

T Hm. Aber wenn Sie das so sagen, werden Sie wieder traurig. Hm? Es ist eben doch gar nicht so leicht. Sie sprechen das so flott aus, aber gefühlsmäßig ist das nicht so leicht, nicht?
Hm? Werden sie denn zu Besuch kommen, heute? Würden Sie das denn wollen?

P Nein. Sie haben ja angerufen, vorgestern oder so und haben gesagt, sie würden mich besuchen, wenn ich danach wieder nach Hause gehe, und alles ist in Ordnung. Aber, dann sollte ich nächsten Tag anrufen, wenn ich mir das überlegt hab, und ich hab mir gedacht, jetzt rufst du nicht an.

T Also nach dem Motto: Wenn du lieb sein willst und wenn du wieder schön nach Hause kommst, dann kommen wir dich auch besuchen.

P Dann verzichte ich lieber drauf.

T Ja, ist mir schon klar, ja.

P Ich soll alles aufgeben, die neue Wohnung, die ich jetzt erst hab.

T Kampf geht weiter, nicht?

P Ja, von mir aus sollen sie mich in Ruhe lassen. Also ich hab genug geheult in meinem Leben.

T Ja, ja. Sonst hätte ja auch die Möglichkeit bestanden, daß wir uns heute abend mal zu viert zusammensetzen.

P Bloß nicht!

T Lieber nicht. Was würden Sie dann befürchten, ich bin ja auf Ihrer Seite, nicht?

P Nur, daß keiner kommt.

T So, was würden Sie denn da befürchten?

P Daß meine Mutter dann so ähnlich hier sitzt wie ich jetzt.

T Traurig und bockig?

P Meine Mutter?

T Nur traurig, als ein schmerzvoller Vorwurf an ihre Adresse?

P Ja.

T Ja, und Vater? Wie würde er denn wirken?

P Genau wie ein normaler Vater.

T Was ist das?

P Der da sitzt und das nicht einsehen kann, warum gerade seine Tochter ...

T Warum gerade seine Tochter? Also Sie hätten Vorwürfe und Druck von zwei Seiten und meinen, daß Sie das nicht aushalten könnten.

P Könnt ich vielleicht aushalten, aber ich will's einfach nicht.

T Hm.

P Zum Glück bin ich alt genug um zu sagen, was ich will und was ich nicht will.

T Ja das sind Sie. Ist ja auch in Ordnung.

P Tja, und ich hab denen, das ist noch gar nicht lange her, vor ein paar Monaten oder so, öfter mal meine Telefonnummer oder meine Adresse geschickt, daß sie sich dann mal melden könnten, und das kam nie. Jetzt gestern haben sie nur angerufen, weil meine Freundin bei mir zu Hause angerufen hat und Bescheid gesagt hat, daß ich hier bin, dann haben sie meine Freundin am Telefon sogar noch beschimpft, weil die auf meiner Seite ist.

T Da sind die Fronten eben doch sehr hart, ich versteh das jetzt auch besser. Trotzdem sehe ich Ihren Schmerz darüber, daß es so ist und denk schon, Sie möchten auch eigentlich ganz gern was verändern, sehen aber mit ihnen im Moment keine Möglichkeit. Ist die Freundin schon mal hier gewesen, ja? Kommt sie heute auch? Wann denn?

P Heute abend.

T Gut, o.k., ich komm heute auch noch mal gegen 18.30 Uhr ungefähr. Ich denk, dann ist die Freundin schon wieder weg und Sie können nachher gern spazierengehen. Und ich hol Sie dann, und wir machen ein Stück weiter und kommen dann noch mal auf das Thema "Sie und die Männer" zu sprechen.

Rückblick zur 3. Sitzung

Wesentliches Thema in dieser Sitzung war die Auseinandersetzung mit ihren Eltern. Hier vertiefte sich die Enttäuschung der Patientin über die Bedingungen, von denen die Eltern ihre Zuneigung abhängig machten. Offen-

bar wurden die zunehmende Autonomie und der Auszug von zu Hause als
Zeichen von Renitenz interpretiert. Die Patientin fühlte alles, was sie sich
aufgebaut hatte (Freundeskreis, Arbeit, Wohnung), in Bausch und Bogen
ohne genaue Kenntnis der Umstände abgewertet. Es wurde auch der
Wunsch der Patientin deutlich, wieder eine bessere Beziehung zu den Eltern zu bekommen, aber nicht zu deren Bedingungen.

Emotional war neben der Trauer deutlich auch Protest und Wut über die
Einengungen und Entwertungen zu spüren.

4. Sitzung

T Wie ist es Ihnen ergangen nach unserem Gespräch heute vormittag?

P Ganz gut an sich.

T Ja, was hat sich ereignet?

P Geändert hat sich nicht viel, ich hab mich so bewegt wie immer. Ich hab
wieder nicht dran gedacht, als ich auf der Station war. Das, worüber wir
gesprochen haben, vergesse ich am liebsten.

T Das sind ja auch keine angenehmen Themen.

P Die anderen wissen darüber auch nichts, da könnt ich auch nichts erzählen.

T Und ist Besuch dagewesen, oder?

P Nee.

T Ihre Freundin wollte doch kommen?

P Nur ein Anruf, sie hat mich angerufen.

T Ja.

P Daß es wahrscheinlich nicht klappt.

T Waren Sie enttäuscht?

P Tja, ein bißchen, aber ich kann sie auch verstehen.

T Was hat sie denn?

P Ja, sie hat heute viel zu tun, weil sie eben allein zu Hause ist.

T Hm, ja. Ich hatte ja vorhin, also heute vormittag gesagt: "Sie und die
Männer", das sollten wir mal besprechen. Was finden Sie in Ihren Männerbeziehungen gut, und was finden Sie schwierig? Letzten Endes sitzen
wir uns auch deswegen gegenüber.

P Tja, ich weiß nicht, was ich gut finde und was ich schwierig finde.

T Was läuft gut in Beziehungen zu Männern? Vielleicht fangen wir erstmal
mit dem Positiven an.

P Tja, das kann ich eigentlich so nicht sagen. Es hört sich vielleicht ein bißchen blöde an, aber ich bin eben gern mit Männern zusammen, im Bett jedenfalls.

T Ja, das ist doch die normalste Sache der Welt. Warum verkleiden Sie das so?

P Klar ist das nicht, bei jedem ist das nicht so.

T Nee, es gibt Leute, die haben Probleme damit, aber ich denke, das ist doch eine der schönsten Sachen, die es gibt.

P Ja.

T Mögen Sie sagen, was Ihnen dabei das Wichtigste ist?

P Tja, nicht nur das. Auch wenn man den ganzen Tag mit jemandem zusammen ist, überall hinfährt und alles mögliche miteinander erlebt.

T Die Nähe, Gemeinsamkeit?

P Ja, daß jemand da ist, der an einen denkt, wenigstens mal anruft oder zu Besuch kommt. Aber wenn ich jemand gern hab, dann denke ich immer und tagtäglich an denjenigen.

T Man ist nicht allein, und da ist auch noch sowas drin wie Geborgenheit und Verläßlichkeit. Sie lächeln so, warum?

P Ja, weil es schön ist.

T Das sind aber auch die Punkte, mit denen Sie gelegentlich Schiffbruch erleiden.

P Ja.

T Und das find ich so wichtig, daß ich meine, darüber müssen wir genau sprechen. Woran könnte das liegen, daß da Enttäuschungen kommen?

P Ja, vielleicht bin ich so, daß ich, wenn ich mit irgend jemand zusammen bin, den irgendwie überwache oder mich gleich festkralle.

T Klammern. Ja, was meinen Sie, was für einen Grund könnten Sie dazu haben?

P Ja, daß ich Angst habe, daß er eines Tages wieder weg ist. Mit einer anderen.

T Ja. Also wenn Sie jemanden haben, den Sie mögen, dann haben Sie auch gleichzeitig Angst, ihn wieder zu verlieren.

P Ja, und deswegen auch Angst, näher mit ihm zusammen zu gehen, weil ich dann denke, das wird sowieso nichts. Laß es man, dich irgendwie zu verlieben und so.

T Hm.

P Tja, wenn's dann doch passiert ist, dann eben so lange wie möglich, und das kann vielleicht doch ganz schön nervig sein für denjenigen. Ich hab's auch mal mitgemacht, daß es anders rum war, da war ich diejenige, an

die sich jemand geklammert hat. Das paßte mir absolut nicht. Und ich
hab den auch weggeschickt; und jetzt weiß ich, wie der sich gefühlt haben muß.

T Wie war das damals für Sie?

P Es war mir lästig.

T Ja, was hat er denn mit Ihnen gemacht?

P Den hab ich damals kennengelernt, wie ich gelernt hab, und dann ist er
mir sozusagen hinterhergerannt und zu meinen Eltern nach Hause, und
die fanden ihn natürlich auch ganz toll und haben gesagt: Ja, der ist doch
ganz nett. Und meine Eltern, die brauchten mir nicht reinreden, und meine Freunde, die hab ich mir ausgesucht, nicht die Eltern mir die Freunde.
Ich mochte ihn eben nicht, so wie er aussah, und wie er war gefiel er mir
eben nicht, und da hab ich mich nicht weiter drum gekümmert. Und er
hat mir Briefe geschrieben und immer angerufen. Ich hab mich verleug-
nen lassen, daß ich nicht da bin oder ...

T Sie sind auch gar nicht eingegangen auf ihn.

P Ja, also für mich, wenn sowas jemand mit mir gemacht hätte, wäre ich
weg. Aber der hat und hat nicht aufgehört, mir hinterherzurennen.

T Ja, hm. Das fiel Ihnen jetzt so als Beispiel ein, wie sich jemand fühlen
kann, der gekrallt wird. Wenn Sie jetzt so an die beiden Männerbeziehungen denken, die sich seit dem letzten Jahr abgespielt haben, wie war das
da in diesem Punkt?

P Da wußt ich aber, daß es bei mir so ist, daß ich mich gern an jemanden
kralle. Das hab ich vielleicht auch, aber meiner Meinung nach nicht
übertrieben. Woran es letztendlich kaputtgegangen ist, weiß ich nicht so
genau.

T Hat denn darüber nie eine Aussprache mit den beiden stattgefunden, was
sie schwierig finden im Kontakt mit Ihnen?

P Nee.

T Gar nicht. Was haben Sie denn für Wünsche und Forderungen an die
Freunde gestellt?

P Tja, beim ersten, der durfte alles so machen, wie er es für richtig hielt,
weil ich gewußt hab, sonst wär er schon viel früher weggewesen.

T Ist das der vom letzten Jahr?

P Ja, der große Blonde. – Ja, und bei dem hab ich mich mehr nach ihm
gerichtet so mehr oder weniger, und bei dem zweiten hab ich viel öfter
mal meine Meinung gesagt und bin auch mal laut geworden, und das war
wohl auch nicht ganz richtig.

T Der hat das nicht vertragen?

P Er war so'n typischer Löwegeborener, er mußte immer selbstbestätigt
werden, wo er ging, wo er stand.

T Ja.

P Alle mußten ihn toll finden, jedoch bei mir war es eben mehr, und deshalb fand ich es auch nicht so gut, daß er sich so viel um die anderen gekümmert hat. Das hab ich ihm gesagt, aber er meinte, ich habe nicht
recht, ich spinne mir selber was vor.

T Hm, und bei dem ersten, bei dem Sie sich, so scheint es, untergeordnet
haben, um ihn nicht zu verlieren; haben Sie das denn vertragen?

P Also von außen sah es so aus, als wenn zwischen uns beiden alles in Ordnung wäre, was im Grunde genommen gar nicht der Fall war. Und weil
wir schon eine lange Zeit zusammen waren, wollte ich auch nicht, daß irgend jemand was anderes denkt, also daß wir uns gestritten haben oder so
und hab eben gemacht, was er wollte, und so sind wir zusammen geblieben.

T Sehe ich das richtig, daß der Hauptgrund war, daß Sie Streit vermeiden
wollten, um ihn nicht zu verlieren? Also, ich hab die Vermutung, daß Sie
eine ganze Menge tun, auch vielleicht Dinge, die Ihnen gar nicht gut tun,
um jemanden zu halten, den Sie mögen.

P Ja, das kann sein.

T Hm.

P Eben aus Angst, daß er wieder weg ist.

T Ja.

P Da hab ich bestimmt, klar, die falschen Dinge gemacht.

T Das könnte sein. Aha. Gut, also bei dem ersten ist das ziemlich klar, was
so gelaufen ist, glaub ich, so wie Sie's sagen. Bei dem zweiten konnten
Sie auch mal was sagen, dann hat es Streit gegeben. Was ist denn da noch
gewesen? Wie hat sich diese Angst, ihn zu verlieren, bemerkbar gemacht?

P Ja, also die ersten Monate fand ich alles in Ordnung. Da kam er jeden Tag
und hat mich von der Arbeit angerufen, und wenn er eben Feierabend
hatte, ist er sofort danach zu mir gekommen, und wir haben solange Zeit
miteinander verbracht, wie's eben ging.

T Also sehr dicht, nicht? Jeden Tag?

P Und da hab ich auch fast jeden Tag bei ihm übernachtet. Und nachher die
letzte Zeit...

T War's schön?

P Ja.

T Auch für ihn?

P Ja, ich glaub doch schon.

T Wann fing es denn an, Probleme zu geben?

P Ja, bis vor zwei Monaten ungefähr, und es kam dadurch, daß der erste
Freund, der große Blonde, sich plötzlich wieder um mich gekümmert hat.

T Das haben Sie noch gar nicht erzählt. Aha, war's denn im Juli?

P Ja.

T Erzählen Sie doch mal!

P Plötzlich hat er mich wieder angerufen und wollte sich mit mir verabreden, und ich hatte ihn schon fast wieder vergessen. Er wußte ganz genau,
wie sehr ich an ihm gehangen habe; und der zweite hat's natürlich mitgekriegt, daß er wieder da war und hat natürlich geglaubt, daß ich ihn dann
stehen laß und zu dem ersten zurückrenne. Ich hab echt gedacht, einen
anderen brauchst du nicht. Das ist genau der Richtige, obwohl alles so
nicht in Ordnung war, aber ich mochte ihn eben so. Ja, und wie er sich
dann um mich gekümmert hat, kümmerte sich der zweite weniger um
mich.

T Aha, der zweite hatte offenbar auch Angst, daß Sie ihn sausen lassen.

P Ja, aber dieser ist dann von sich aus schon ein bißchen zurückgegangen.

T Haben Sie denn darüber gesprochen?

P Ja, wir hatten nicht geglaubt, daß sich der erste wieder melden würde. Er
heißt übrigens Axel.

T Also Axel und der zweite, wie heißt der?

P Jan. – Jan dachte, daß ich sofort zu Axel zurückgehen würde, aber ich
habe ihm versichert, daß ich es nicht tun werde, das hat er aber nicht geglaubt.

T Hm, also scheint der Jan doch nicht so sehr das Gefühl gehabt zu haben,
daß die Beziehung zu Ihnen auch trägt, weil er so verunsichert war.

P Ja, wahrscheinlich.

T Also, das klingt jetzt so, daß eigentlich das Wesentlichste, was die Beziehung zu Jan zum Kippen gebracht hat, die Tatsache ist, daß der erste
Freund wieder auftauchte.

P Ja, und in der Zeit, in der sich Axel wieder gemeldet hat, fing es an mit
Jan, daß er sich viel weniger um mich gekümmert hat.

T Wie hat sich das denn weiterentwickelt? Sie hatten dem Jan gesagt, er
brauche keine Angst zu haben, aber er hat es nicht geglaubt.

P Tja, er hat's nicht geglaubt und dann, wenn ich mal irgend etwas mit ihm
unternehmen wollte, hat er gesagt, er habe keine Zeit oder sonst was. Von
Freunden, die ich mal hatte, erfuhr ich dann eben, daß er gesehen wurde
im Kino, eben mit einer anderen oder beim Essen oder was.

T Wie war es für Sie?

P Tja, schlimm. Weil er zu mir sagte, er habe keine Zeit, muß arbeiten oder
sonst wohin.

T Also, er hat nicht die Wahrheit gesagt. Haben Sie ihn mal zur Rede gestellt?

P Ja, dann hat er gesagt, das ist nicht so schlimm.

T Er meinte, das sei harmlos.

P Ja.

T Sie waren enttäuscht, was?

P Hm.

T Waren Sie denn noch zusammen mit ihm?

P Ja.

T Aber ich hab so das Gefühl, so' ne richtige Klärung über die Lage war
nicht möglich zwischen Ihnen beiden.

P Tja, daß wir uns auseinandergelebt haben.

T Hm, das waren ja die letzten Wochen jetzt.

P Ja, und er mit Absicht immer Bekanntschaften gemacht hat und auch gesehen wurde, vielleicht auch mit Absicht. Daß man bloß jemandem erzählt, daß er viele Mädchen kennt und nicht nur mich und so. Ein Mann,
der vermeiden ...

T ...will, daß eine Frau ihn verläßt.

P Ja.

T Der das braucht zu sagen: Also, ich bin gegangen.

P Ja, so ein Typ ist er.

T Und dann war's in den letzen Wochen so, drei Wochen ungefähr, daß
eine Distanz da war und dann haben Sie noch einmal versucht, ihn wieder
ranzuziehen.

P Hm.

T Dann haben Sie sich verabredet, Sie haben ihn angerufen.

P Ja, ich hab ihn angerufen.

T Und drei Tage später, haben Sie sich dann gesehen und dann passierte
das.

P Tja, wir hatten uns verabredet, und ich bin auch mit Freunden da hingegangen, wo wir uns verabredet hatten, und da stand er halt mit einer anderen. Und so wie er mit ihr rumgemacht hat, also, ich find's wirklich
nicht witzig. Am liebsten hätte ich sie irgendwie ein bißchen...

T Warum Sie?

P Dann wär ich vielleicht zu ihr hingegangen.

T Und? Was hätten Sie am liebsten gemacht?

P Ihr' ne Ohrfeige gehauen. Oder rumgebrüllt.

T Aber gemeint hätten Sie doch ihn?

P Ja, aber zu ihr hätt ich's wohl eher gesagt als zu ihm. Oder, wenn ich sie mal allein getroffen hätte.

T Was hätten Sie am liebsten gesagt?

P Sagen tu ich da nicht so viel.

T Handeln Sie lieber? Ja, Vaters Tochter!

P Das hab ich schon einmal gemacht aus Eifersucht. Eben so gehandelt.

T Sagen Sie es doch direkt, was Sie gemacht haben.

P Ja, da wurde mir auch erzählt von einem Mädchen, daß der Jan eben mit anderen Mädchen in Diskos gekommen ist, wenn ich nicht da bin und eben mit denen saß, wenn ich nicht da war. Dann bin ich zu ihr hingegangen und hab sie gefragt, warum sie mir das erzählt, und da war ich so sauer, daß ich sie an den Haaren packte.

T Ja, und dann?

P Ja, die war also so, daß sie sich alles hat gefallen lassen. Und das war natürlich noch besser, da bin ich noch richtig wütend geworden, so, als wenn mir einer die Meinung gesagt hätte dazu, und da hab ich ihr ein bißchen ins Gesicht gehauen, glaub ich, und dann bin ich weggegangen.

T Und was kam danach?

P Gar nichts. Danach hat sie mich nicht mehr angesprochen.

T Ich meine zu verstehen, daß Sie wütend waren, daß Sie Ihnen die Geschichte überhaupt erzählt hat.

P Was ich nicht weiß, macht mich nicht heiß. Es war bestimmt noch mehr, was man hätte erzählen können. Das wußte ich eben nicht. Das wollte ich auch nicht wissen.

T Wenn Sie diese beiden Männer, den Axel und den Jan, jetzt mal nebeneinander stellen und vergleichen, was hätten sie gemeinsam?

P Ja, das Äußere vielleicht. Ja, daß beide so waren, wie ich mir meinen Freund vorgestellt habe. Beide waren groß, ganz sportlich, im Sommer immer richtig schön braun. Eben was für's Auge. Also hat jeder draufgeguckt.

T Attraktive Mannsbilder.

P Hm, ja.

T Ja, das ist ja auch was Schönes. Das ist ja keine Frage.
Was könnten Sie noch sagen?
Vielleicht haben Sie ja nicht nur die äußeren Attraktivitäten miteinander gemeinsam, sondern auch noch was anderes.

P Ja, daß sie beide mit mehreren Mädchen gut bestückt waren. Die hatten bestimmt an jeder Hand zehn oder zwölf.

T Das wußten Sie?

P Das wußte ich, jedenfalls zu der Zeit war ich stolz, daß...

T Daß die Wahl auf Sie gefallen ist. Man könnte das natürlich auch anders sehen. Wenn man sich einen Partner sucht, der leicht Bekanntschaften kriegt oder auch mehrere Bekanntschaften hat, ist vielleicht die Angst, verlassen zu werden, auch besonders begründet. Aber das hatten Sie sich ja nicht so gedacht damals. Ja, es ist ja dann vielleicht auch ein Konkurrenzkampf unter Frauen: Wer kriegt den?

P Ja.

T Ja, und es ist für einen natürlich gut, wenn man der Auserwählte oder die Auserwählte ist. So haben Sie es vielleicht gesehen. Ja, aber ich überlege, ob das auch wichtig ist für Sie. Wir müssen schauen, nach welchen Gesichtspunkten Sie die Männer auswählen, weil ich nämlich befürchte, daß Sie sich die falschen aussuchen.

P Ja, so meistens gehe ich zuerst, ist mir aufgefallen, da guck ich nur auf's Äußere. Also, ob man ihn vorzeigen kann oder wie er eben aussieht. Aber es gibt einen, der sieht nicht so gut aus, ist tätowiert meinetwegen, hat aber einen tollen Charakter. Und da kommt einer an, der sieht toll aus, gepflegt, aber der ist dann ein gemeiner Hund, und ich hatte immer die gemeinen Hunde, die gut aussahen.

T Ja, das finde ich sehr gut, wie Sie das formulieren. Obwohl Sie befürchten, alleingelassen zu werden, suchen Sie sich auch noch Männer aus, Stichwort "gemeine Hunde", die Ihnen das immer wieder bestätigen, was Sie befürchten.

P Tja, warum ist das so?

T Ja, genau darüber will ich mit Ihnen reden. Überlegen Sie einmal, ob Ihnen irgend etwas dazu einfällt.

P Ja, das ist normal, wenn ein Mann gut aussieht, daß er eben mehrere Mädchen haben könnte.

T Könnte, ja sicher.

P Und einer, der eben nicht so gut aussieht, hat eben nicht so viele Mädchen, aber der interessiert mich dann auch nicht.

T Ja, ja, obwohl der vielleicht ja treuer wäre.

P So was wie der damals, der mir hinterhergelaufen ist. Der war äußerlich nicht mein Fall, aber er hat es bestimmt ehrlich gemeint mit mir, sonst hätte er früher aufgegeben.

T Aber vielleicht schätzen Sie das gar nicht so sehr.

P Aber erstmal muß es außen stimmen.

T Das ist ja in Ordnung. Dagegen ist ja nichts einzuwenden. Nur die Mischung Attraktivität und gemein, das ist offenbar das Problem.

P Auf gemein steh ich nicht, aber ich hab's bis jetzt immer gefunden.

T Ja, das meine ich damit! (Pause) Mögen Sie sich eigentlich richtig?

P Das weiß ich nicht, ob ich mich richtig mag. Jeder hat doch bestimmt irgend etwas an sich rumzunörgeln.

T Was haben Sie denn an sich rumzunörgeln? Ich will Ihnen sagen, warum ich das überhaupt frage. Weil ich mir nämlich eben überlegt habe: Wenn Sie Männer suchen, die Sie wieder fallen lassen und Sie sich – gar nicht bewußt – die falschen suchen, dann könnte es sein, daß Sie das Gefühl haben, Sie seien doch gar nicht richtig liebenswert.

P Tja, aber bei dem Jan, da hab ich ihn mir nicht ausgesucht, er hat mich ausgesucht.

T Denken Sie mal an Ihre Kindheit. Was haben Sie dort für Rückmeldungen über Ihre Person bekommen? Sie lachen?

P Ja, daß ich mir solche Dinge viel zu schnell zu Herzen nehm, das mit den Männern oder früher eben mit den Jungens. Die andern meinten damals immer, wenn er nicht will, dann hab ich Pech gehabt. Dann kommt der Nächste, das konnte ich aber nicht.

T Erinnern Sie noch so eine Geschichte mit Jungen, was Sie da einmal betroffen gemacht hat?

P Ja, früher war das so mehr oder weniger, auch wenn es sich albern anhört, ein Sport. Also, die Jungs irgendwie auf mich aufmerksam zu machen, wie ich kleiner war.

T In welchem Alter war das so ungefähr am wichtigsten für Sie?

P Ja, von 10 bis 16, oder von 12 bis 16.

T Wie haben Sie das gemacht?

P Ja, meistens mit den Augen.

T Geflirtet?

P Egal, wo ich stand oder ging. Wenn einer längsging, von dem ich gar nichts wollte, habe ich ihn so lange angeguckt und beobachtet, bis er zurückguckte, aber dann habe ich es geschafft, und da war es mir schon wieder egal. Dann ging schon wieder der Nächste vorbei.

T Also, was ist dabei wichtig gewesen? Überlegen Sie mal.

P Ja, daß ich ...

T Daß Sie ankommen, ja? Hatten Sie denn soviel Zweifel daran?

P Nee, sicherlich nicht. Also, auch wenn ich jetzt in den Spiegel guck, ich finde nicht, daß ich häßlich bin und auch nicht besonders schön und war's auch immer.

T In der Pubertät oder auch davor haben viele Menschen Tagträume oder Phantasien, wer man eigentlich wirklich sein möchte. Kennen Sie das auch?

P Das ist gerade für mich ..., das ist auch ein Hobby von mir.

T Tagträumerei?

P Mhm.

T Was haben Sie sich dann fantasiert?

P Ja, früher als Kind, daß ich da eben ganz berühmt werde, eine Schauspielerin oder so eine Tänzerin, wo alle Leute gucken und alle Leute das toll finden.

T Ja, klar. Also ein bekannter Star.

P Ja.

T Und was war Ihre Lieblingsphantasie?

P Wie Lieblingsphantasie?

T Bei welcher Phantasie haben Sie sich am meisten aufgehalten, oder welche ist immer wieder gekommen?

P Ja, daß ich überall beliebt bin und daß mich jeder mag, jeder kennt.

T Es könnte ja sein, daß das heute noch eine Rolle spielt, so eine Art Ableger ist, wenn sie gutaussehende Männer treffen, die im Grunde ja so viele Frauen haben könnten und dann aber Sie diejenige sind, die genommen wird, Sie sozusagen die Beliebteste sind.

P Vielleicht gehe ich deswegen auch gerne in Diskos und so. Ziehe mir neue Klamotten an, immer das Neueste und stürze mich dann fast die ganze Nacht auf die Tanzfläche und tanze dann manchmal wie eine Bekloppte rum. Dann stehen auch viele da, die gucken länger zu. Das finde ich dann auch gut.

T Ist das nicht auch ein bißchen anstrengend? Ich habe so das Gefühl, Sie strengen sich auch sehr an, um ...

P Ja, ich find's gut. Oder auch beim Sport.

T Was für einen Sport machen Sie?

P Bodybuilding mache ich.

T Oh, ja. Aha.

P Da sind ja meistens nur Männer. Und wenn ich dann da so vorm Spiegel sitz', bei den Hanteln und sehe dann, neben mir sitzt ein Junge, der hat dann ein bißchen weniger Ahnung, dann bin ich stolz. Und dann gucken sie auch, so schön braungebrannt mit Muskeln...

T Ja, dann werden Sie auch angeguckt. Es ist an sich, Sie sagen es ja auch, mehr ein Männersport, obwohl es allmählich auch mehr Frauen machen.

P Doch, das machen viele Frauen.

T Ja. Ich denke, es ist wichtig, daß viele Leute Sie sehen und auch gut finden.

P Ich gehe auch so, selbst wenn es die anderen Mädchen nicht so gut finden, also im Sommer, wenn das Wetter gut ist, in kurzen Hosen und eben leicht bekleidet durch die Stadt.

T Sexy?!

P Ja, mir gefällt das eben.

T Klar, das ist doch gut.

P Wenn denn mal einer dasteht und vielleicht hinterherpfeift...

T Dann gefällt es Ihnen meistens auch, ja? Nur den Rivalinnen gefällt es nicht.

P Ja, das gefällt mir dann auch wieder.

T (lacht) Ja, das glaube ich! Da ist natürlich auch viel Spiel dabei. Das ist sowas Lustiges. Na, gut. Aber ich bin trotzdem noch am Überlegen, warum das alles auch so besonders wichtig für Sie ist und komme nochmal auf meine Überlegung zurück, ob nicht die Anstrengung, die Sie dabei unternehmen, zeigt, daß Sie irgendwo die Erfahrung gemacht haben, daß Sie nicht so gemocht werden oder nicht so ohne weiteres gemocht werden. Sie haben mir ja auch heute morgen erzählt, daß Sie es als einziges Mädchen in der Familie nicht so leicht hatten.

P Ja, also ich hab, jetzt wo ich nicht mehr zu Hause wohne, viele Fotos von zu Hause mitgenommen. Denn ich habe ein großes Portraitfoto gemacht, wie ich von zu Hause weg war und habe eines jetzt vor kurzem erst gemacht, und die vergleiche ich also ziemlich oft und merk doch, ich hab mich schon verändert. Also die Haare, das war mir vorher alles egal, da waren sie ganz lang. Jetzt achte ich, finde ich, mehr auf das Äußere. Auch so klamottenmäßig, früher hatte ich eben eine Jeans an und ein T-Shirt, und alles andere war mir egal.

T Das klingt so, als hätten Sie sich als Frau oder als Mädchen längere Zeit so links liegengelassen.

P Ja, das war bestimmt, weil ich zu Hause nur drei Brüder hab und mit denen zusammen aufgewachsen bin, da war ich früher mehr oder weniger auch so halb Junge. Ich kann mich auch erinnern, als ich klein war, habe ich nur mit Jungs gespielt.

T Ja. Und war es Ihnen da wichtig, auch eine besondere Rolle zu haben?
  Unter den Jungs also die Schnellste zu sein, die Flinkeste, auf Bäume
  klettern zu können?

P Ja, das habe ich immer gemocht.

T Ja, hm. Und haben die Jungs Sie akzeptiert?

P Ja.

T Und mit Mädchen spielen mochten Sie nicht?

P Nee, früher nicht so. Ich war nicht so für das Püppchenspielen und Ge-
  plärre wegen jedem bißchen und so. Dann mehr mit den Jungs rumtoben
  und Fußballspielen, das habe ich früher auch gemacht.

T Ja, wären Sie denn lieber ein Junge gewesen?

P Nee, ein Junge wäre ich nicht lieber gewesen. Ich war schon immer froh,
  ein Mädchen zu sein. Auch wenn ich mich mehr als Junge aufgeführt
  hab.

T Ich überlege eben, warum das wohl so gewesen ist.

P Früher, wo wir da gewohnt haben, waren eben mehr Jungs als Mädchen
  in meinem Alter...

T Ja, das wäre eine Erklärung.

P Und da habe ich mit denen eben gespielt, weil die mehr waren. Wenn da
  mehr Mädchen gewesen wären, hätte ich mit denen gespielt.

T Das könnte eine Erklärung sein, ja. Eine andere Frage, die ich hätte, wäre,
  ob Ihre Mutter Sie als Mädchen mochte oder ob Sie als Mädchen er-
  wünscht waren?

P Wüßte ich eigentlich nicht. Ich weiß nur, als der Kleinste geboren werden
  sollte, da habe ich meine Mutter – da war ich 12 – gefragt, was sie lieber hätte: einen Jungen oder ein Mädchen. Da sagte sie nur: Das ist mir
  völlig egal, sie würde sich auf beides freuen. Und als es dann eben ein
  Junge war, da hat sie sich so gefreut. Ich weiß nicht, ob sie sich bei einem
  Mädchen auch so gefreut hätte, aber ich glaube doch.

T Glauben Sie doch. Hm.

P Aber irgendwie war ich schon das schwarze Schaf in der Familie.

T Ja, das habe ich auch heute vormittag gefühlt, als wir nochmal über die
  Brüder geredet haben. Ich hatte auch das Gefühl, daß da etwas gewesen
  sein muß. Wenn man eine etwas unglückliche Rolle hat, macht man sich
  viele Phantasien und Träumereien, und in den Träumereien spielt ja dann
  häufig genau das Gegenteil eine Rolle. Nicht, daß Sie so ein Aschenputtel
  sind oder ein schwarzes Schaf, sondern ein toller Star oder eine tolle
  Frau oder so, die ganz viel Anklang findet bei ganz vielen Leuten. Was
  meinen Sie denn, wie das schwarze Schaf wohl zustande gekommen ist?

P Weiß ich nicht. Also ich kann gucken, von welcher Seite ich möchte, ich
  bin total anders als meine Brüder.
T Wie denn?
P Erst mal in den Interessen. Auch früher schon: Wenn ich irgend etwas
  wollte, dann wollte ich das. Dann habe ich unheimlich rumgebrüllt, ge-
  macht und getan, bis es dann eben ging.
T Also der Trotzkopf der Familie?
P Ja, mit mir gab es also schon immer Probleme.
T Ja, weil Sie Ihren eigenen Willen hatten und sich durchsetzen wollten und
  die..
P ... anderen, die haben dann nachgegeben ...
T ... die kuschten dann! Aber ich meine, das ist ja an sich nicht unbedingt
  was Negatives, das kann man doch auch positiv sehen.
P Nee, aber es fiel dann doch immer auf, wenn ein Streit in der Familie
  war, war ich irgendwie schuld. Wegen mir war immer was.
T Was hat man da zu Ihnen gesagt? Hatten Sie einen Spitznamen gehabt?
P Nee, eigentlich nicht.
T Also beruht diese Schwarze-Schaf-Rolle darauf, daß Sie immer so einen
  kräftigen Willen hatten und sich durchgesetzt haben, nicht klein beigege-
  ben haben.
P Ja, ich habe eigentlich auch, wenn ich nicht im Recht war, trotzdem im-
  mer weiter meinen Dickkopf behalten. Es war mir dann auch zu peinlich,
  irgendwie nachzugeben und zu sagen: Du hast doch recht.
T Ach so! Ja.
P Dann habe ich lieber weitergekämpft.
T Ich denke mir, daß Sie dann ziemlich oft angeeckt sind zu Hause. Und hat
  es dann Ärger gegeben mit den Eltern? Sind Sie bestraft worden und
  wie?
P Also Schläge oder so habe ich eigentlich nie gekriegt. So richtig nicht.
T Aber Ohrfeigen vom Vater, später.
P Ja, aber das war erst mit 18.
T Ach so.
P Also vorher kann ich mich nicht erinnern, daß ich da mal geschlagen wor-
  den bin.
T Ja. Es gibt ja viel schlimmere Strafen als Schläge.
P Ja. Und die habe ich gekriegt. Also, daß sie nicht mehr mit mir gespro-
  chen haben, so, als wenn ich einfach auch nicht da wäre.
T Wie lange konnte sich das denn hinziehen?

P Das war auch erst jetzt vor einem Jahr, wie das alles so losging mit meinem Weggehen.

T Ah, ja. Sie sind das erste Kind, das es gewagt hat, aus dem Haus zu gehen, fällt mir jetzt auch gerade auf. Wobei zwei ja noch klein sind, aber der Bruder ist eben auch nicht aus dem Haus gegangen.

P Ja, der hatte nie das Verlangen danach. Und auch solange ich denken kann, hatte er nie eine Freundin. Er hat sich für sowas nie interessiert. War auch nicht in Diskotheken. Das war damals dann auch nie ein Thema.

T Hhm. Also Strafe war mehr Liebesentzug?

P Ja. Dann haben sie nicht mit mir gesprochen, und ich dann eben auch nicht mit denen gesprochen. Dann war mir das auch egal. Und das habe ich so lange gemacht, bis ich es eben nicht mehr aushalten konnte, daß ich da fast unsichtbar durch die Wohnung ging. Und dann habe ich eben meinen Koffer gepackt und bin wieder abgehauen. Das war im Grunde genommen dasselbe, als wenn ich da zu Hause sitze und doch alleine bin. Dann bin ich eben abgehauen zu meinen Freunden, zu denen ich nicht durfte.

T Wir müssen für heute erstmal Schluß machen. Wir sind mit dem Thema "Männer und Sie" natürlich noch nicht durch. Können Sie sich an irgend eine Sehnsucht erinnern, eine starke Sehnsucht, die Sie in der Kindheit oder Jugend gehabt haben im Hinblick auf Partnerschaft oder Liebe? Was haben Sie sich eigentlich als Ihr Ideal gewünscht?

P Also wie mal alles werden soll?

T Ja.

P Ja, daß ich also mal finde, was ich suche.

T Was suchen Sie? Sagen Sie es mal ganz genau!

P Nämlich den Mann, der mich liebt und den ich liebe und der mich leiden mag, daß ich mit dem zusammenwohne und vielleicht, ja, Kinder haben könnte.

T Das wollen Sie. Ja. Aha. Und wie müßte dieser Mann sein, außer daß er Sie liebt?

P Tja, treu muß er sein.

T Treu. Das heißt mit anderen Worten?

P Ja, daß er keine anderen Bekanntschaften hat.

T ... Daß er Sie nicht verläßt.

P Ja.

T Ich könnte mir denken, daß das der wichtigste Punkt ist. Könnte das sein?

P Hhm.

T OK. Und das ist auch der Punkt, über den ich morgen gern noch weiter
mit Ihnen sprechen möchte.

Rückblick zur 4. Sitzung

Schwerpunkt war die nähere Analyse der Beziehungen der Patientin zu
Männern. Sie berichtet über die beiden letzten Partnerschaften und deren
Verlauf. Dabei wird deutlich, nach welchem Muster sich die Patientin ihre
Partner aussucht: Sie fühlt sich von äußerlich attraktiven, aber untreuen,
vielleicht sogar bindungsunwilligen Männern angezogen. Auf diese Weise
sind Trennungen und Enttäuschungen vorprogrammiert. Im weiteren Ver-
lauf der Stunde geht es dann um Aspekte ihrer weiblichen Identität, um ihre
Stellung in der Familie und ihre Rolle als schwarzes Schaf.

Es waren relativ wenige Affekte zu spüren. Die Patientin war lockerer
und distanzierter als in den vorigen Sitzungen.

5. Sitzung

T Wie war es denn nach unserem letzten Gespräch?

P Ja, ich habe immer nur daran gedacht, daß ich jetzt wieder nach Hause
komme.

T Und was ist das für ein Gedanke? Angenehm oder unangenehm?

P Nein, ich freue mich auf zu Hause, d.h. auf meine Freundin, zu Hause ist
ja nicht richtig. Sie ist ja jetzt mein richtiges zu Hause.

T So, Sie könnten dann nach unserem Abschlußgespräch heute abend so
gegen 6 gehen. Oder wollen sie morgen erst?

P Am liebsten abends gegen 6.

T Ja, okay, das ist dann soweit auch klar. Aber wir haben, glaube ich, noch
ein ganzes Stück zu besprechen. Ich wollte Sie aber erst mal fragen, wie
ihnen unsere Gespräche und insbesondere das letzte nachgegangen sind.

P Mir ist aufgefallen, daß ich vorher noch nie mit jemandem darüber gesprochen habe. Es gab nie jemanden, dem ich näher etwas erzählen
konnte, zu dem ich Zutrauen hatte.

T Auch nicht die Freundin?

P Doch, die Freundin hätte es vielleicht gemacht, aber ich habe es nie versucht. Zu Hause gings nicht. Es war ungewohnt, etwas zu erzählen. Ich
habe immer alles runtergeschluckt, wenn mal irgendetwas war.

T Und die Männerfreunde, die sie hatten? Ging das mit denen auch
nicht? Oder wollten sie das auch nicht?

P Doch, das ging schon, aber ich habe es nie gemacht.

T Warum nicht?

P Na, ich weiß nicht, ob es gegangen wäre. Ich habs nie ausprobiert. Das
ist ein Problem für mich.

T Meinen Sie nicht, daß das zu einer Freundschaft gehört, daß man sich so
etwas erzählt?

P Doch.

T Aber vielleicht nicht getraut?

P Ja, vielleicht nicht getraut.

T Wenn Sie jetzt so darüber nachdenken, warum Sie das ausgehalten haben, was würden Sie sagen?

P Ja, daß das ein Fehler war, vielleicht. Und mir geht es jetzt viel besser,
jetzt könnte ich über den Jan so sprechen, ohne daß ich gleich anfange zu
heulen. Es ist nicht mehr so schwer für mich.

T Jetzt, heute?

P Ja, auch gestern noch nicht.

T Vorgestern war es besonders schlimm, nicht? Vorgestern war nach meiner Ansicht doch vorwiegend Traurigkeit dagewesen. Jetzt haben Sie ein
bißchen mehr Abstand? Sie könnten doch in Zukunft versuchen, schwie-
rige Dinge ruhig anzusprechen mit dem Jeweiligen, den Sie haben und
schauen, wie das aufgenommen wird.

P Das stimmt schon, ich war es von zu Hause eben so gewöhnt, daß es nicht
ging. Also, ich hätte es vielleicht gekonnt, aber so richtig geholfen hätte
mir wohl auch keiner. Und darum habe ich es mir gar nicht angewöhnt,
bei Problemen eben zu jemandem hinzurennen. Da habe ich einfach selber darüber nachgedacht und dann versucht zu vergessen. Da habe ich
mir dann gesagt: "Das ist nicht so wichtig."

T Kann man sagen, daß Sie eigentlich gar kein Vertrauen dahin haben, daß
Sie verstanden werden können?

P Ja, das kann man sagen.

T Wir sind mit dem Thema der Männer noch nicht ganz durch, und ich hal-
te das für so wichtig, vielleicht auch für den zentralen Punkt. Sie haben
ja gestern gesagt, die Männer, die Sie sich aussuchen, sind attraktiv, aber
gemein.

P Aber ich suche sie mir ja nicht mit Absicht aus, ich weiß ja vorher nicht,
daß sie gemein sind.

T Ja, Sie haben ja jetzt die beiden Beispiele, mit dem Axel und mit dem
Jan. Wie läuft das denn in so einer Beziehung? Erstmal genießt man das
Schöne und sieht vielleicht auch kritische Punkte nicht so sehr. Aber das
läßt sich ja nicht ewig durchhalten. Irgendwann, denke ich, fangen Sie
an, doch kritische Punkte zu sehen und daß Sie etwas stört. Nun ist die
Frage: Wie gehen Sie damit um in der Beziehung? Ich hätte die Vermutung, Sie nehmen es wahr, Sie drücken es aber weg?

P Ja, das habe ich beim Axel gemacht, daß ich alles runtergeschluckt habe,
was mich gestört hat, und beim Jan eben nicht, da habe ich das mal gesagt, daß mir das nicht paßte, daß er mit anderen Mädchen unterwegs ist,
und er hat eben gesagt, das findet er nicht so schlimm. Deswegen haben
wir uns ziemlich oft gestritten. Und seitdem habe ich öfter mal gesagt,
was ich gedacht habe, was mich gestört hat.

T Ja, aber es läuft dann weiter so, bis die Katastrophe da ist, nicht? Und da
überlege ich eben, ob Sie da nicht vorher für sich irgendwie was anders
machen können, daß das nicht so läuft.

P Ich wußte nicht, was ich damals machen sollte. Also, ich fand nicht, daß
ich beim Jan falsch gehandelt habe. Wie ich eben von den anderen gehört habe, daß er mit Mädchen in Kinos war und in Diskotheken, war ich
natürlich auch böse. Als mir dann auch erzählt wurde, daß er Mädchen
bei sich zu Hause in der Nacht hatte, da wollte ich mit ihm nichts mehr
zu tun haben. Er hat mich daraufhin gar nicht mehr angesprochen. Also
hat er kein schlechtes Gewissen gehabt, er hätte auch zu mir kommen
können und erzählen können, daß es nicht so war. Meinetwegen auch sagen können, daß es so war oder daß es ihm leid tut, oder irgendwas. Aber
er kam gar nicht mehr.

T Ja, ich glaub schon auch, daß Sie an dem Jan oder überhaupt auch an den
Männern wahrscheinlich nichts ändern können. Mein Punkt ist mehr:
Wie können Sie irgendwas machen, um früher zu merken, daß es für Sie
nicht gut ist und es nicht zu dieser Katastrophe kommen zu lassen, daß
Sie dann verlassen werden. Das ist ja jetzt zweimal passiert.

P Ja, ich muß mir irgend jemanden suchen, der eben nicht so begehrt ist.

T Ja, aber das ist wieder unattraktiv für Sie. Ja gut, sprechen wir nochmal
über den Punkt. Erstmal, das ist mir gestern auch aufgefallen, daß Sie sagen, ein Teil der Lust oder des Interesses an einem Mann liegt auch darin, wieviel andere Frauen ihn gleichzeitig noch begehren.

P Ja.

T Warum ist Ihnen das so wichtig?

P Das ist eben eine Selbstbestätigung, wenn irgendwo jemand rumläuft und
  es 10 Mädchen gibt, die ihn gerne hätten. Ich komm dann einfach so und
  sage, den finde ich auch toll, den hole ich mir, und ich schaffe es. Ja,
  dann gucken die anderen Mädchen natürlich auch. Aber bei mir ist es
  nicht so, daß ich vor den Mädchen irgendwas unbedingt beweisen möchte. Ich mochte die beiden eben wirklich. Das war nicht gespielt.

T Ja, das glaube ich, aber ich denke, dieser Punkt, der Kampf mit anderen
  Mädchen, und daß Sie die Siegerin sind, das ist doch sehr wichtig?

P Ja, da mußte ich eben immer auffallen, obenan irgendwo sein.

T Ja, richtig. Und wir sollten auch nochmal darüber sprechen, warum es so
  sein muß. Ich denke, Sie tun sich vielleicht gar nicht sowas Gutes damit.
  Sie haben dann zwar erstmal ihr Ziel erreicht und sind die Beste von den
  10 oder 20, aber wenn Sie dann so ein Stück leben mit dem Mann, dann
  sehen Sie auch, wie problematisch der ist und wieviel Bindungsängste da
  sind. Und dann läuft es immer auf eine Enttäuschung hinaus. Das würde
  ich gern als den Mittelpunkt unseres Gesprächs nehmen, ob Sie da nicht
  irgendwas anders machen können, oder ob wir nochmal schauen können,
  warum das so sein muß, daß Sie immer obenan sein müssen?

P Ich weiß nicht, das war immer so.

T Ja, früher auch?

P Ja, an früher kann ich mich gar nicht mehr so genau erinnern.

T Oder denken Sie mal an die Spiele mit den Jungs, wie war das da?

P Ja, vielleicht habe ich damals gelernt, als ich mit Jungs aufgewachsen bin,
  da mußte ich mich als Mädchen erst beweisen, daß sie mich bei sich aufgenommen haben, als sie mit mir gespielt haben. Ich mußte eben irgendwie besser sein als die anderen Mädchen, nicht täglich heulen, wenn irgendwas war. Ja, das ist dann eben so geblieben, daß ich immer anders
  war als die anderen Mädchen und auch sein wollte.

T Anders sein heißt eben auch mehr ertragen, oder?

P Ja, das kann man auch dazu zählen.

T Was noch? ... Robuster, stabiler?

P Ja.

T Wir haben gestern, – das fand ich auch sehr gut, daß Sie das ganz offen
  sagen konnten – , über ihre Phantasien gesprochen, die ja bei allen Menschen eine große Rolle spielen. Ich meine diese Phantasien, sowas Besonderes zu sein, stark zu sein, so daß alle Sie mögen, ja? Ich überlege
  gerade, ob das nicht ein Ableger ist dieser alten Phantasien, wenn Sie einen gutaussehenden Mann aus einer Horde ihn begehrender Mädchen
  rausgreifen, dann sind Sie ja auch der Star. Und ich überlege, ob Sie das

ebensosehr brauchen für sich selbst, für Ihr Selbstgefühl, als Selbstbestätigung?

P Ja, ich fand das bisher immer ganz normal, habe da nie so darüber nachgedacht, daß ich nun unbedingt besser sein wollte als die anderen Mädchen. Aber wenn ich darüber nachdenke, dann ist es wirklich so.

T Ja, es ist so und Sie sehen es, und ich denke, es hat viel mit Selbstbestätigung zu tun. Denn in dem Moment, wo dann der Mann zu Ihnen geht oder Ihnen das gelingt, dann denke ich schon, daß Sie das Gefühl haben, Sie haben es geschafft. Gerade Sie! Sie sind dann auch die beste von den Mädchen. Und meine Befürchtung ist, daß dieser Punkt so wichtig ist, daß Sie vielleicht – ich sag das ganz vorsichtig – nicht genügend hinschauen, wen Sie eigentlich vor sich haben.

P Ja, ich kannte diese beiden vorher also gar nicht. Nur bei dem Jan, also da haben sie mir, Freundinnen von mir eben, wie ich ihn kennengelernt habe, da haben sie zu mir gesagt, daß ich es lieber mit ihm sein lassen soll, sie haben mich gewarnt, daß er eben so ist, mit anderen Mädchen, obwohl er nun mit mir zusammen ist, daß ihm das nichts ausmacht, mit anderen Mädchen eben ins Kino zu gehen und unterwegs zu sein. Ich wußte es, aber ich wollte es nicht glauben. Ich glaubte, daß es so ist, daß die immer eifersüchtig auf mich sind, daß sie es irgendwie kaputtmachen wollten. Bis ich es dann selber erfahren habe.

T Wir sind uns sicher einig, daß die Attraktivität eines Partners ein ganz wichtiger Punkt ist. Eigentlich das erste, was einem ins Auge fällt. Aber mein Eindruck ist, daß Sie diese Attraktivität überbewerten und daß Sie dann nicht mehr hingucken, und es könnte ein Grund dafür sein, daß Sie dann immer zu diesen Enttäuschungen kommen.

P Ja, weil das Äußere oft täuscht, nicht?

T Natürlich! Das täuscht – manchmal. Und mir fällt nämlich auch auf, daß diese Angst, verlassen zu werden, sich immer wieder neu bestätigt in diesen Beziehungen, jedenfalls in den beiden letzten. Wir können überlegen, woran das liegt. Ich meine es liegt u.a. oder vielleicht hauptsächlich daran, daß Sie den Betreffenden dann nicht genug prüfen und sich auch nicht Zeit lassen zu gucken: Wie ist er denn hinter seiner attraktiven Schale, was ist liebenswert, was ist schwierig? Und daß Sie sich so ein Stück Zeit nehmen, zu überlegen, ob der Betreffende Ihnen guttut, nicht nur sexuell und erotisch, sondern auch von seinen übrigen menschlichen Qualitäten.

P Ja, das war bei beiden eigentlich die erste Zeit da, war alles in Ordnung, vor allem mit Jan. Soviel wie mit dem habe ich echt wirklich mit keinem

gelacht, wenn wir unterwegs waren irgendwo. Es ging dann eben nur so
lange gut, bis Axel sich wieder gemeldet hat (Patientin bekommt Tränen
in die Augen).

T Ich merke, daß Sie wieder traurig werden. Denken Sie jetzt an diese schö-
ne Zeit mit dem Jan noch zurück? Waren Sie so ein Herz und eine Seele?
Kann man das so sagen? Ja, das sitzt Ihnen doch noch ganz schön tief.
Ich habe die Taschentücher da liegenlassen.

P Nein, ich kann's nicht verbergen.

T Das müssen Sie doch auch nicht. Klar, wenn man was Schönes hat und
hat es dann nicht mehr, das ist doch traurig, das ist doch so. Könnte es
denn auch sein, daß Sie irgendwas in der Beziehung gemacht haben, daß
er sich von Ihnen – wir haben den Punkt schon einmal gehabt – mehr
entfernt hat?

P Ja, das ist mir aber auch erst hinterher aufgegangen, also, wie ich schon
erzählt hatte, hatte ich es schon immer gerne, daß mich jeder gern hat.
Dementsprechend bin ich dann auch auf der Straße aufgetreten oder in
Diskotheken.

T Darüber haben wir noch gar nicht gesprochen. Wir haben nur übers
Klammern gesprochen, das ist hier nämlich jetzt ein ganz neuer Ge-
sichtspunkt.

P Ja, also wenn ich mit ihm irgendwo gewesen bin und dann eben getanzt
habe, dann haben trotzdem welche geguckt, und ich konnte dann auch
nicht mit "Augen zu" da tanzen und habe dann auch mal etwas länger
hingeguckt, wenn ich den da neu gesehen habe oder so, und er fand das
auch nicht so witzig, obwohl ich mir da auch nichts dabei gedacht habe.

T Aber so, wie ich Sie erlebe, können Sie ja mit Ihrem Blick auch einiges
machen, flirten oder so zärtlich gucken. Und wenn ein Mann selber sehr
wacklig ist in seinem Selbstbewußtsein oder wie Sie mir gesagt haben,
die Löwen, die brauchen wirklich so viel Selbstbestätigung...

P Ja, ich bin ja fast auch 'ne Löwin.

T Ja, ja. Da ist auch eine Ähnlichkeit, nicht? Und es kann sein, daß ihr
Freund ja auch das Gefühl gehabt hat: Die kann mich jederzeit verlassen.
Eine unsichere Kandidatin, wie man so sagt.

P Ja, obwohl es nicht stimmt, also ich hätte ihn nie verlassen, freiwillig. Mit
denen, mit denen ich durch die Stadt irgendwie gegangen bin, daß mich
eben öfter mal irgendwelche länger angeguckt haben, das fand ich eben
nun toll, aber ich wäre nie zu jemandem anderen hingegangen und hätte
den Jan stehenlassen.

T Ja, das glaube ich Ihnen. Es ist nur die Frage, wie das auf den Jan gewirkt
  hat. Was meinen Sie denn, wie?
P Ach, wenn ich jetzt so darüber nachdenke, dann ist es für ihn bestimmt
  genauso gewesen wie für mich. Weil er das mit den Mädchen braucht,
  daß sie ihn alle toll finden, und ich brauche das mit den Jungs, daß die
  mich gut finden.
T Ja, das finde ich gut, so ist es wirklich. Sie sind beide sehr angewiesen
  auf ein großes Maß an Selbstbestätigung, auch außerhalb der bestehenden
  Freundschaft. Und ich könnte mir denken, daß jeder der Parnter sich da
  verunsichert gefühlt hat. Sie haben gedacht, der Jan ist Ihnen nicht treu,
  und der Jan hat sicher irgendwie gedacht, daß Sie auch eine unsichere
  Kandidatin sind. Haben Sie darüber mal gesprochen? Das wäre vielleicht
  gut gewesen? ... War diese Problematik mit dem Drang zur Selbstbestäti-
  gung durch möglichst viele auch mit dem Axel so?
P Das verstehe ich nicht, daß ich selbstbestätigt werden muß.
T Ja. Na, wenn Sie mit dem Axel so aus waren, war das dann ähnlich? Der
  Blick gegenüber anderen Männern?
P Nein, nicht so doll, weil ich eben gewußt habe, daß dann an der nächsten
  Ecke eine andere gestanden hätte. Dann hätte er mich stehenlassen und
  wäre eben zu der gegangen. Um das zu vermeiden, habe ich das dann gar
  nicht erst gemacht.
T Ja. War er noch eifersüchtiger als der Jan? Und Sie sind auch sehr eifersüchtig?
P Mir reicht schon ein Telefongespräch, um richtig eifersüchtig zu sein. Da
  habe ich bei ihm übernachtet, am Wochenende, und wir lagen beide morgens um 10 Uhr noch im Bett und da klingelte das Telefon. Er ging ran,
  und ich habe mich schlafend gestellt. Ich lag so neben ihm, das Telefon
  war auch ganz dicht. Ich habe so getan, als wenn ich schlief, und er ging
  ans Telefon, ganz leise, und ich kriegte dann so nebenbei mit, daß er jetzt
  mit einem Mädchen telefoniert, ganz vertraulich: Ja, wie gehts dir denn,
  wann kommst du mal wieder nach Lübeck, wir können uns ja mal treffen.
  Ja, sie war dann auch gleich ganz einverstanden: Ja, wir treffen uns denn
  heute abend da und da. Er sagte: Alles in Ordnung, ich muß jetzt Schluß
  machen, ich kann nicht so laut sprechen, und hat aufgelegt. Zwei Minuten später habe ich mich denn umgedreht und getan, als ob ich gerade
  aufgewacht bin, und dann haben wir uns angezogen und sind losgefahren
  zur Stadt oder zum Eisessen oder irgendwas. Unterwegs im Auto sag ich
  so aus Witz zu ihm, es kommt wieder hoher Besuch, und da mußt du
  wohl auch hin. Da guckt er mich ganz blöd an, und ich sag: Du hast doch

vorhin einen Anruf gekriegt, du mußt ja nachher weg. Und da war er ganz platt, daß ich das wußte, auch da hat er sich tausendmal entschuldigt, daß da nichts ist und er die von früher noch kennt, und ich sage: Das glaube ich nicht und habe dann die ganze Zeit nicht mehr mit ihm gesprochen und ihm dann viel Spaß für abends mit der anderen gewünscht. Und bin nach Hause gegangen.

T Ich finde, das ist schon eine blöde Situation. Aber wie tief ist das gegangen?

P Also mir hat es, nachdem ich zwei Minuten aus dem Auto ausgestiegen war, schon wieder leid getan. Ich habe mir natürlich dann auch eingebildet, daß sie nicht im Hotel, sondern bei ihm wohnt und habe ihm das alles so vor den Kopf gehauen, und daraufhin haben wir uns wieder etwas mehr gestritten. Und was da nun gewesen ist, weiß ich nicht, weil zu der Zeit, wo sie mit ihm weg war, ich ihn nicht gesehen habe. Sie hätte bei ihm schlafen können oder nicht.

T So ist da also eine Unsicherheit geblieben? Das ist ja gerade für Sie sicher schwierig, damit so rumzulaufen. Hat es sich denn mit ihm geklärt, wie es nun wirklich war?

P Ja, ein bißchen später habe ich ihn nochmals darauf angesprochen, wie es denn war mit ihr, und da sagte er: Wieso, ich habe sie doch nur kurz gesehen, wir waren Kaffeetrinken, und ich weiß nicht, wo sie jetzt ist, irgendwo unterwegs, bei Freunden. Das habe ich ihm nicht geglaubt, also, ich war fest der Meinung, daß sie jetzt bei ihm gewohnt hat, daß da eben mehr gewesen ist als eine Tasse Kaffee trinken.

T Dann haben Sie mit dieser Skepsis die Beziehung zu Jan weitergeführt? Kennen Sie das auch aus früheren Beziehungen?

P Nee, da war in letzter Zeit Pause, das ist sehr auffällig: Seit der Axel sich gemeldet hat, seitdem hörte ich von allen Seiten, wo und mit wem er wo war, zu welcher Zeit und wie eben, Arm in Arm oder nur so. Ich hab halt meine Spione überall.

T Na, da waren Sie sich aber verdammt unsicher über den Jan, nicht?

P Das haben wir immer so gemacht unter den Freundinnen, weil wir mal verschieden frei hatten. Wenn die eine eben mittwochs frei hatte, ist sie losgegangen und hat für die anderen Mädchen überall geguckt, ob der Freund wohl irgendwo ist und ob er mit einer anderen da ist und dann am nächsten Tag berichtet. So haben sie mir dann eben auch berichtet, wenn sie ihn irgendwo gesehen haben, und so war ich immer auf dem laufenden, konnte immer alles wissen.

T Meinen Sie, daß Ihnen das gutgetan hat?

P Nein, heute wünsche ich mir, daß es mir keiner erzählt hätte. Aber dann würde ich jetzt wahrscheinlich noch neben ihm sitzen im Auto.

T Also, daß Sie so testen, unabhängig davon, wie beliebt das jetzt bei Ihren Freundinnen ist, wie sicher der Mann ist.

P Ja. Ich wollte wissen, weil ich ja eine Arbeitszeit habe, die er nicht hat, weil ich viel nachts arbeite. Nun konnte ich ja nicht jede Nacht, weil er eben mal wegging, zusammen mit ihm weggehen. Das war dann meistens tagsüber, bis ich dann eben zur Arbeit muß. Oder wenn ich frei habe. Dann wußte ich natürlich nicht, wo er jetzt ist und mit wem er da ist. Da habe ich das eben irgendwie gehört, auch weil ich eben wissen wollte, ob ich nur eine Bekanntschaft bin, mit der er immer Kaffee trinken kann, oder ob er von mir etwas mehr hält.

T Was haben Sie denn gefühlt zu diesem Punkt, was Sie für ihn waren?

P Ja, wie gesagt, die erste Zeit, da wurde er auch nie irgendwo gesehen, da war er auch nie unterwegs, weil er immer gleich nach Feierabend zu mir kam. Nur die letzten 4 Wochen, da war er fast täglich in den Diskotheken. Und dann hat er auch mal jemanden mitgenommen nach Hause. Also nach Hause gefahren. Auf den Weg mit rumgenommen, oder was weiß ich.

T Hat er denn gemerkt, daß Sie ihn kontrollieren?

P Nein.

T Sind Sie sicher?

P Nee, glaube ich nicht, weil die, die ich kannte, kannte er nicht.

T Haben Sie ihm nicht mal etwas vorgehalten, was Sie so gehört haben?

P Doch, ab und zu schon, aber viel habe ich gar nicht erzählt. Weil ich nicht jeden Tag erzählen wollte, wo er gesehen wurde.

T Also, in Ihnen hat sich da schon ganz schön was angestaut? Der ist Ihnen ja immer unzuverlässiger erschienen, nicht? Und ich überlege, daß Sie ihm das doch auch irgendwie gezeigt haben. Denn die Beziehung kann sich ja nicht ohne Grund dann so verdünnen.

P Tja, ich war auch mal also immer launischer, wenn ich ihn die letzte Zeit abgeholt hab. Am Vorabend habe ich dann eben erfahren, daß er mit derjenigen und der Blondine dann im Auto durch die Stadt gefahren ist, und dementsprechend war meine Laune am nächsten Tag, und dann saß ich dann auch ein bißchen sauer und blöde neben ihm.

T Ja sicher, also die Stimmung zwischen Ihnen beiden wurde einfach schlechter.

P Ja.

T Könnten Sie irgendwas anders machen? Wenn Sie sich einen Freund suchen, das werden Sie ja sicher bald wieder tun, was könnte anders laufen,
daß es nicht so für Sie ausgeht?

P Ja, daß ich alles so laufenlasse, wie es eben ist. Ohne das Kontrollieren.
Nein, doch nicht ohne das Kontrollieren.

T Also, ich glaube, so leger können Sie das doch nicht wegschieben.

P Nee, nee, wissen möchte ich doch alles.

T Sie möchten doch einen sicheren Kandidaten haben?

P Mit meiner Freundin habe ich jetzt auch eine große Wohnung, da könnte
er, wenn er es ehrlich meint, auch mit einziehen. Platz genug hätten wir.

T Wäre das gut so, ein Mann und zwei Frauen?

P Ja, meine Freundin hat ja auch einen Freund.

T Ach so, ja. Wohnt der da auch?

P Der wohnt nicht da.

T Das hätte den Vorteil, daß Sie ihn im Auge haben, nicht?

P Nee, im Auge hätte ich ihn auch nicht.

T Aber doch ein wenig sicherer.

P Ja, dann hätte ich die Gewißheit, daß er nachts eben niemanden mit zu
uns nach Hause nimmt.

T Ja ja, das meine ich ja, Sie könnten ihn schon besser kontrollieren.

P Wenn jemand in meinem Bett schläft, das würde ich schon merken,
wenn da jemand gewesen wäre.

T Ja natürlich. Aber was könnten Sie denn noch tun? Also, verstehen Sie,
mein Punkt ist: Können Sie an Ihrem Umgang mit sich und Männern in
Beziehungen irgend etwas ändern, damit es nicht immer wieder zu solchen Verletzungen kommt?

P Die ganze nächste Zeit will ich erst gar nichts mehr haben.

T Noch so enttäuscht?

P Nee, ich hab irgendwie gar nicht den Mut, zu irgend jemand hinzugehen und mit
ihm zusammenzuleben, weil ich Angst habe, daß es wieder so endet wie jetzt eben.

T Ja, ich meine, die Alternative ist ja, daß Sie versuchen, da Sie ja jetzt so
einigermaßen wissen, wie Kontakte zustande kommen und daß Sie eben
so sehr auf Attraktivität stehen und dann den Karren irgendwie so laufen
lassen, ob Sie sozusagen Ihr Auswahlverfahren von Männern irgendwie
verändern, daß Sie vielleicht ein bißchen sicherer sein können, wie jemand ist, mit dem Sie zusammen gehen.

P Ja, eben, wenn eine Freundin oder eine Bekannte denjenigen näher kennt,
vielleicht schon einmal mit ihm zusammen war, daß sie mir erzählen
kann, vorher, wie er eben ist. Aber das ist ja auch bei jedem verschieden.

T Das ist eine Möglichkeit, wobei so ein Bericht ja immer sehr subjektiv
gefärbt ist, auch von der Persönlichkeit dessen, der ihn abgibt.
P Ja, sonst wüßte ich nicht.
T Mmh. Und wenn Sie sich ein bißchen mehr Zeit lassen beim Kennenler-
nen? Oder vielleicht früher sagen, noch früher sagen, wenn Sie irgend-
was stört?
P Ja, früher hat mich ja nichts gestört, da hätte ich ja nichts sagen können.
Außer Kleinigkeiten. Ich glaube, wenn Jan jetzt wissen würde, daß ich
hier bin, wie er dann reagieren würde, weiß ich auch nicht.
T Was wünschen Sie sich denn?
P Auch wenn es sich dumm anhört, ich würde mir wünschen, daß er wieder
da ist.
T Daß er wieder da ist, ja?! Mit allem Drum und Dran, was Sie so hatten?
P Ja, daß er eines Tages wieder zu mir nach Hause kommt, mit Tränen in
den Augen und sich entschuldigt für alles.
T Ja, und sagt, ich liebe doch nur Dich?
P Ja.
T Könnten Sie ihm verzeihen? Das zeigt mir, daß Sie diesen Wunsch so
äußern jetzt, daß er eben nicht so weit weg ist wie zu Beginn, wie es in
den letzten Stunden schon mal anklang. Sondern Sie möchten ihn doch
schon nicht vermissen, und Sie können ihn auch nicht gehen lassen. Das
ist mein Eindruck.
P Das stimmt, glaube ich. Ich werde ihn auch so immer wiedersehen.
T Wieso?
P Wenn ich mal irgendwo in eine Diskothek gehe, wird er auch da sein, das
weiß ich genau.
T Na ja, Sie wissen auch, in welchen Diskotheken?
P Und wenn er meinetwegen Tränen in den Augen hätte, könnte ich ihm alles verzeihen. Wenn ich in Männeraugen Tränen sehe, dann glaube ich
alles, was sie sagen.
T Wie kommt das?
P Weiß ich nicht. Also ich glaube nicht, daß man Tränen irgend wie so spielen kann. Also ich könnte auch nicht einfach so heulen, nur um irgendwas zu erreichen. Obwohl Kinder das vielleicht können. Und Jan, den
habe ich in der ganzen Zeit nur einmal heulen sehen, da hat er mich beleidigt gehabt. Ich weiß gar nicht mehr, was es war. Wir hatten uns wegen
irgend was gestritten und da habe ich einfach gesagt: Du kannst mich sowieso nicht verstehen, weil ich in Deinen Augen sowieso nur eine von
vielen bin.

T Das war für Sie ein Zeichen, seine Tränen?

P Ja, daß er es doch irgendwie ernst meint.

T Daß er Sie sehr mag?

P Ja, damals habe ich das gedacht!

T Ja. Das kann ja auch so sein.

P Tja, und wenn er jetzt ankommen würde, mit Tränen in den Augen, ich weiß nicht, wegschicken könnte ich ihn nicht.

T Würden Sie denn von sich aus nochmals Kontakt mit ihm aufnehmen? So, wie das an dem Montag gewesen ist?

P Nein, jetzt nicht mehr. Wenn, dann müßte er das jetzt machen.

T Also ich entnehme dem, was Sie sagen, daß Sie jetzt erstmal mit Männern nichts zu tun haben wollen. Andererseits sagen Sie, Sie möchten haben, daß der Jan zurückkommt.

P Tja, mit anderen Männern eben. Was ganz Neues anfangen würde ich nicht. Aber das ist auch Quatsch, wenn Jan wieder ankommen würde. Ich weiß es selber nicht, was ich will.

T Na ja, ich würde befürchten, daß es wieder zu einer Enttäuschung kommt. Nach einer Zeit würden Sie sich gut verstehen, und dann geht es immer wieder so in die gleiche Wunde, nicht? Und die anderen Männer? Ist es so, daß Sie sich erstmal schützen wollen?

P Ja, das hätte ich die ganzen Wochen ja schon längst haben können. Ich war ja immer allein, nachts unterwegs, ich habe hundert oder tausend Leute getroffen. Wenn man von einer Disko in die andere geht, dann ist's überall voll.

T Aber sie wollten nicht so gern? ... Na ja, ich denke, Sie sind ja auch noch angebunden gewesen an den Jan, nicht? Und mit der Überlegung: Versuche ich es noch einmal oder nicht?

P Wenn mich aber einmal jemand angesprochen hat, bin ich gleich ausgerastet.

T Ja, was haben Sie dann gesagt?

P Nee, dann hole ich dann so Wörter raus, die ich jetzt gar nicht sagen würde.

T Leck mich am Arsch?

P Noch einen ordentlichen Spruch hinterher. Dann haben die ein langes Gesicht gemacht und geguckt: Ja, was ist denn das für eine?

T Gut, wir sehen uns ja heute nachmittag um 5 Uhr wieder. Überlegen Sie vielleicht noch einmal, nicht angestrengt, weil das ja unsere letzte Stunde ist, was Sie gern noch besprechen würden. Aber überlegen Sie auch, ob es irgendwas Wichtiges gibt, was wir in diesen 5 Stunden jetzt noch nicht besprochen haben.

Rückblick zur 5. Sitzung

Im Vergleich zu den vorigen Sitzungen wird jetzt deutlich, daß die Patientin ihre Gefühle stärker kontrolliert. Der Therapeut muß deshalb eine aktivere Rolle einnehmen und mehr sprechen. Im weiteren konzentriert sich das Gespräch auf die Männerbeziehungen, insbesondere auf den letzten Freund, an dem die Patientin immer noch ambivalent hängt. Der Therapeut initiiert gezielt ein Gespräch über Möglichkeiten, eine neue Beziehung von Anfang an so zu gestalten, daß sie weniger enttäuschend verläuft.

Im Affekt ist die Patientin zunächst distanziert, bis das Gespräch auf den letzten Freund kommt und sich wieder leichte Traurigkeit einstellt.

6. Sitzung

T Wie geht es Ihnen denn?

P Gut. Ich bin richtig schön satt vom Essen.

T Ja. Und sonst?

P Och, ich fühle mich rundum zufrieden.

T Ja, Sie sehen auch ganz anders aus als am Samstag, fröhlicher und auch ein bißchen gefaßter. Ist das richtig?

P Ja, das Sprechen über das Ganze hat sicher viel geholfen. Also wenn ich das alles runtergeschluckt hätte, dann wäre es da unten gewesen.

T Das glaube ich auch.

P Jetzt bin ich nicht alleine diejenige, die darüber Bescheid weiß.

T Hhm. Stimmt. Ich wollte vorschlagen, daß wir uns doch noch mal diese Stunde vornehmen, in Ruhe zu gucken, was so gelaufen ist – es waren ja 5 Stunden, die wir bisher gehabt haben – und welche Schlüsse wir beide daraus ziehen wollen. Lassen Sie uns doch mal überlegen, was Sie für sich gehabt haben. Vielleicht, daß Sie einfach nochmal in Ruhe schildern, was nach Ihrem Gefühl an wichtigen Dingen gelaufen ist.

P Ja, das verstehe ich jetzt nicht: Wie, an wichtigen Sachen?

T Na, so wie Sie es erlebt haben, seit wir angefangen haben zu sprechen.

P Ja. Ich finde eben, daß ich über das Ganze jetzt viel besser sprechen kann als zuerst. Und zuerst hätte ich nur dran denken müssen, entweder an Jan oder an zu Hause eben, da hätte ich dann sofort angefangen zu heulen. Aber jetzt, wo ich das schon mehrmals gemacht habe, finde ich das nicht

mehr alles so schlimm. Es ist auch nicht so, daß ich jetzt alles so toll finde, wie es ist, aber es ist schon anders.

T Ja, also so würde ich verstehen, daß Sie sagen, Sie haben ein Stück Abstand ...

P Ganz bestimmt! Würde ich sagen.

T Und von Samstag bis heute: Was hat sich da verändert?

P Ja, ich bereue es, daß es überhaupt soweit gekommen ist, wie eben am
Donnerstag. Hätte ich vielleicht vorher mit jemandem darüber gesprochen wie jetzt hier danach, dann wäre es vielleicht nie soweit gekommen.

T Richtig. Das denke ich auch. Und auf den Punkt möchte ich nachher
auch nochmal kommen, was Sie nämlich anders machen können, falls
mal wieder so eine Krise kommt. Ich denke, daß Sie was anders machen
können, damit es eben nicht soweit geht. Aber vielleicht das nachher
zum Schluß. Was war sonst noch so Wichtiges für Sie in diesen Stunden? Wir haben ja eine ganze Menge verschiedener Sachen besprochen.

P Ja, für mich war mal überhaupt wichtig, daß ich das alles mal irgend jemandem erzählen konnte, der mir auch richtig zugehört hat, der es hören
wollte.

T Das kannten Sie gar nicht?

P Es war niemand, der entweder mal gefragt hat: Los, erzähl doch mal,
höchstens meine Freundin. Aber mit der bin ich ja noch nicht wieder so
lange zusammen. Wir hatten uns ein paar Jahre aus den Augen verloren.
Zu der könnte ich auch so sein, sie wäre auch so zu mir, aber es ist eben
doch anders.

T Wir haben ja in diesen Stunden eine ganze Menge von unterschiedlichen
Themen angesprochen, und ich denke, Sie sollten mal einen Moment in
aller Ruhe gucken, was das eigentlich alles war und ob Sie vielleicht
nochmal sagen, welche Themen Ihnen am wichtigsten gewesen sind.

P Tja, am allerwichtigsten war, würde ich sagen, die Sache mit zu Hause,
daß ich jetzt alles losgeworden bin...

T ...das Elternhaus?

P Ja, das Elternhaus, daß ich darüber geredet habe. Denn bisher wußte jeder
immer nur: Ja, sie ist von zu Hause weg, aber was da nun gewesen ist,
wieso und weshalb, wußte eigentlich keiner, nur ich selber.

T Was sich wirklich abgespielt hat.

P Weil nach außen hin sieht es vielleicht aus, als wenn ich die Schuldige
bin, aber das bin ich sicherlich nicht allein.

T Das glaube ich auch nicht! Das ist sicher nicht so, daß nur einer der Schuldige ist. Wobei ich ja immer noch am Überlegen bin, ob Sie irgendwas doch verändern können mit den Eltern. Mir ist so deutlich geworden an Ihren Gefühlen, wie stark Sie das belastet.

P Ja. Ich sehe es nicht ein, weil die Freundin, mit der ich jetzt zusammenwohne, mit der bin ich zu Hause also zusammen aufgewachsen, und die kenne ich schon von der Schulzeit und habe sie dann eben eine Zeitlang aus den Augen verloren, und jetzt arbeiten wir beide dasselbe. Und ihre Eltern, zu denen geht sie nach Hause, die kommen sie besuchen und ihre Geschwister auch, und die wissen Bescheid, was sie arbeitet und wo sie arbeitet, und die akzeptieren das eben. Und ich sehe nicht ein, daß es bei meinen Eltern nicht genauso sein könnte, weil – ich verstehe das nicht. Wenn ich mir so vorstelle, wenn ich eine Tochter hätte, wenn ich älter wäre, die grade so mit dem Leben anfängt, so 17 oder 18, und die würde sich so verhalten...

T Was würden Sie machen mit der Tochter?

P Tja, weil ich es selber mitgemacht hab, ich würde bestimmt anders darüber denken. Zwar auch versuchen, ihr das irgendwie auszureden, aber sie deswegen nicht im Stich lassen.

T Das ist der entscheidende Punkt, glaube ich.

P Denn meine Tochter, ist sie so oder so, ob sie nun in Hawaii unter Palmen arbeitet und sonstwas macht, sie ist meine Tochter eben.

T Ja, na sicher. Und das ist ja auch der Punkt gewesen, der sie am härtesten getroffen hat, daß Ihre Eltern Sie derartig verstoßen haben.

P Tja, als wär ich nie zu Haus gewesen. Ich habe 18 Jahre zu Hause gewohnt und gelebt...

T Das ist eine Menge.

P ...das ist ne Menge, ja. Und dann von heute auf morgen einfach zu sagen: Du bist nicht mehr unsere Tochter. Und nun sehe ich das irgendwo auch nicht ein, daß ich jetzt das ganze Jahr, wo ich allein gelebt habe, habe ich mir eine ganze Menge aufgebaut von mir aus, ich hatte nichts, so wie meine Freundin. Wir hatten beide nichts.

T Das ist richtig. Haben Sie Pläne, beruflich, was Sie eventuell mal eines Tages gern machen würden?

P Nee, so richtige Pläne habe ich noch nicht. Kellnerin bin ich ja. Aber das ist kein guter Beruf für mich.

T Was macht Ihnen Spaß?

P Ja eben, was ich schon gesagt habe, so mit Kindern und mit Tieren.

T Richtig. Ja. Hhm.

P Und eines habe ich vergessen: Ich würde auch gerne eben was damit zu
   tun haben, also, daß man in der Welt herumkommt. Das war früher auch
   ein Traum, das habe ich noch nicht erzählt, weil Reisen tue ich für mein
   Leben gern, und bis jetzt bin ich noch nicht viel weggekommen. Mein
   größter Wunsch wäre echt mal irgendwohin in die Südsee, und darum
   spare ich jetzt dahin. Das wäre die beste Gelegenheit.

T Meinen Sie auch so Reiseleitung oder sowas?

P Daß man so die Reiseziele, die vorgeschlagen werden, besucht, wie es im
   Reiseführer auch steht.

T Ah, ja, sowas. Das sind ja schon drei verschiedene Sachen. Zwei sind so
   im Pflegebereich und das eine expansiv, so gucken, wie es draußen ist.

P Ja, die Welt angucken würde ich mir gern.

T Na sicher, klar. Aber nochmal nach zu Hause. Als ich Sie gefragt habe
   vorhin: Was war das Wichtigste in diesen Gesprächen? ist Ihnen ja
   spontan erstmal das Elternhaus eingefallen. Ist das wirklich der wichtigste Punkt für Sie gewesen in unseren Gesprächen, daß Sie mir mal wirklich sagen konnten, was da eigentlich los ist?

P Ja, für mich ist es schon der wichtigste Punkt. Also an mir würde es nicht
   liegen, sich mit meinen Eltern wieder zu vertragen, aber ich weiß eben,
   daß es nicht geht, weil sie eben da so anders drüber denken. Und die haben mich das ganze Jahr im Stich gelassen – mehr oder weniger – und
   jetzt sehe ich auch nicht ein, daß ich jetzt alles hinwerfe, um nur wieder
   nach Hause zu dürfen. Ich bin alt genug, um das zu entscheiden, und ich
   habe mich eben so entschieden. Aber irgendwie bin ich im Hintergedan-
   ken auch fest davon überzeugt, daß, wenn ich also ein paar Jahre weiter
   bin, wenn ich 25 oder noch ein bißchen älter bin, daß dann meine Eltern
   eines Tages von selber wieder ankommen.

T Sie meinen, so lange dauert das noch. Sie sind jetzt 19...

P Ja. Also von mir aus würde ich mich da nicht melden.

T Ja, ja, das habe ich verstanden. Aber Sie meinen, die Eltern brauchen
   noch 5-6 Jahre, um sich überhaupt wieder an Sie anzunähern?

P Ja, ich glaube, dann ist über das Ganze ein bißchen Gras gewachsen.

T Ja, das vielleicht, ja. Ist es denn so, daß dieser Selbstmordversuch vielleicht nicht passiert wäre, wenn Sie mit Ihren Eltern noch einen guten
   Kontakt hätten?

P Das weiß ich nicht. Also über Jungs oder über Freundschaften habe ich zu
   Hause nie mit jemandem gesprochen. Wenn es da Probleme gegeben
   hätte, hätte ich, glaube ich, auch gar nichts gesagt.

T Ich habe überlegt, ob Ihnen irgendwo wirklich auch jemand gefehlt hat,
  an den Sie sich in dieser Kränkung dann auch wenden konnten. Sie sind
  mir ja so reichlich allein vorgekommen, wie Sie da nach Hause gegangen
  sind und zu der Apotheke gegangen sind, zum Kiosk gegangen und sich
  den Wein gekauft haben. Da hatte ich das Gefühl, wenn Sie jemanden
  gehabt hätten, der Sie im Moment auffängt, dem Sie alles hätten erzählen
  können, wäre das vielleicht nicht passiert?
P Ja, das ist möglich. Ich hätte natürlich auch meine Freundin anrufen können. Das hat sie hinterher auch gesagt: Warum hast Du mich nicht angerufen? Aber in dem Moment war mir alles so egal, ich weiß nicht, irgendwann flippt jeder mal aus, ich bin's eben. Da war mir alles egal, ob das
  nun morgen ist oder da habe ich auch eigentlich gar nichts gedacht, einfach nur hingefahren und mir das besorgt, was ich wollte und bin dann
  eben nach Hause gefahren.
T Sie sagen, irgendwann flippt jeder mal aus. Ich würde sagen, irgendwann
  kommt jeder mal in eine Krise, damit meine ich das gleiche...
P Also bei mir ist es so über längere Zeit hinweg. Ich schlucke meistens
  meine Probleme, also ich spreche da überhaupt nicht drüber, ich sag:
  Okay, es ist gewesen...
T Warum machen Sie das?
P Ich weiß es nicht. Das habe ich schon immer so gemacht.
T Das haben Sie so gelernt zu Hause?
P Tja, weil ich eben nie mit jemandem darüber gesprochen habe. Das habe
  ich alles runtergeschluckt. Und irgendwann war mal der Punkt...
T Ist das Maß voll...
P Ja. Das ist, glaube ich, ganz natürlich...
T ...Ja, wenn man das so macht...
P Ja, wenn man bei jedem Problem zu jemandem hingeht und sich mit dem
  darüber ausspricht, dann sammelt sich das gar nicht erst, dann wird es
  nicht zu viel.
T Das wäre auch einer meiner Vorschläge.
P Tja, bloß wenn man mehrere Probleme auf einmal hat, die dann auf einen
  zukommen, und alle verschluckt man und erzählt niemals was darüber,
  dann ist es eben irgendwann mal zu viel.
T Ja, sicher. Darum meine ich, daß Sie in diesem Punkt nicht gut mit sich
  umgehen.
P Ja, ich meine immer, ich werde nirgends verstanden.
T Sie scheinen irgendwo so skeptisch zu sein, ob Sie überhaupt verstanden
  werden können.

P Ja, mánchmal komme ich mir albern vor, mit meinen Dingern dann mit
  irgend jemandem darüber zu sprechen.
T Warum albern?
P Weiß ich nicht.
T Ist das Problem nicht stark genug?
P Weil ich es hinterher gar nicht mehr so wichtig finde, obwohl es für mich
  doch wichtig ist.
T Ja, hhm. Wurde denn zu Hause über Gefühle gesprochen?
P Jedenfalls nicht auffällig. Nicht besonders.
T Man hatte welche, aber man sprach nicht darüber.
P Hhm. Eigentlich nicht.
T Ja, vielleicht ist das ja etwas, was Sie in unserem Kontakt gelernt haben,
  nämlich, daß Sie es doch können.
P Ja. Ehrlich gesagt, wie ich das erste Mal hier mit hochging, da habe ich
  gedacht: Oh Gott, jetzt mußt du hier mit hoch und eine Stunde oder so
  lange erzählen und sprechen. Ich habe echt nicht gedacht, daß ich das
  kann, daß ich so alles erzählen kann. Sonst saß mir noch nie jemand so
  gegenüber, der so zugehört hat. Und jetzt kann ich es eben, weil mir jemand zuhört. Ich mach's auch irgendwie gerne.
T Und wäre es nicht auch eine Überlegung, ob Sie, so wie Sie Ihr Leben
  einrichten, ob Sie sich nicht auch mal nach Leuten umgucken können,
  mit denen Sie gut reden können? Ich glaube, daß Sie das auch brauchen.
P Tja, ich habe seit diesem Jahr so ungefähr keinen gehabt, mit dem ich
  über sowas reden konnte. Aber ich habe mir, was mir auch irgendwie geholfen hat, ein Tagebuch angeschafft. Also wenn irgendwas ist, wenn ich
  mich über was ärgere, dann habe ich es in mein Tagebuch reingekritzelt,
  es wieder zugeklappt, und dann wußte es mein Tagebuch und ich, und
  nach ein paar Monaten habe ich das dann nochmals durchgelesen und
  fand es dann wirklich total unwichtig und war froh, daß ich damals
  deswegen niemand verrückt gemacht habe, oder...
T Naja, ein Tagebuch kann was Nützliches sein. Aber es hat den Nachteil,
  daß es keine Antworten gibt.
P Ja, das stimmt.
T Und es wäre eben doch so die Überlegung, weil, ich bin immer an dem
  Punkt jetzt noch: Was könnten Sie auch mit sich anders machen, wenn
  solche kritischen Situationen kommen wie diese jetzt oder die im März,
  daß Sie dann nicht sowas machen müssen wie sich zu schaden, so einen
  Selbstmordversuch, sondern daß Sie dann merken, rechtzeitig merken:

Mensch, jetzt kommt eine Situation, die wird mir zu viel und daß Sie
dann einfach jemanden ansprechen, ja? Gar nicht so leicht, nicht?

P Hhm. Weil nach außen hin weiß ich, wie ich auftrete; so nach außen hin
wirke ich vielleicht auf andere so, als ob mich das alles nicht kratzt, daß
mich nichts interessiert und mir ist alles egal, weil, da bin ich eben eine
Schauspielerin...

T Sie machen sich so unverletzbar?

P Ja, und deswegen, wenn ich jetzt zu anderen ankommen würde und mit
jemandem so sprechen würde, wie ich hier spreche, würden die vielleicht
denken, ich bin nicht ganz normal.

T Sie müssen natürlich gucken, mit wem Sie sprechen. Ich glaube schon,
es gibt ja auch viele Leute, die können es überhaupt nicht ertragen, wenn
man mit ihnen sprechen möchte über Gefühle. Aber ich denke, Sie sollten
sehen, ob Sie sich nicht doch so ein, zwei Vertrauenspersonen suchen,
die für Sie ansprechbar sind.

P Tja, und da das zu Hause eben immer nicht ging, wurde ich eine immer
bessere Schauspielerin.

T Nichts verletzt mich...

P So war ich wohl bestimmt nach außen hin, so sah ich wohl aus.

T Ja, ich glaube auch, ich kann es mir gut vorstellen.

P So habe ich früher immer alles gemacht, obwohl im Grunde war es für
mich zum Heulen, wie ich damals mit dem Axel auseinanderging. Ich
bin in Diskotheken mit Bekannten gewesen, er saß dann da. Und wenn
ich allein dagewesen wäre, hätte ich mich in eine Ecke stellen können
und losheulen. Jetzt war ich eben mit anderen da und wollte mir die
Blöße nicht geben und habe mit denen dann eben Blödsinn gemacht und
so laut gelacht, wie es nur eben ging.

T Es war gar nicht so gemeint.

P Es war genau das Gegenteil gemeint. Und das ist ja auch irgendwie eine
Schauspielerei.

T Hhm. Ja, stimmt. Meinen Sie denn, daß es eine Schwäche ist oder eine
Blöße, wenn Sie nicht so strahlend stark sind?

P Ja. Irgendwie fühle ich mich wohler...

T ...Wenn Sie stark sind..

P Ja, ich bin von Natur aus irgendwie ein ruhiger, zurückhaltender Typ,
immer vorsichtig, lieber einen Schritt zurück, als einen vor. Erstmal wird
auch genau geguckt, was jetzt los ist...

T Aber das ahnt keiner.

P Nee, das ahnt keiner.

T Warum eigentlich nicht?

P Das weiß ich nicht.

T Aha. Meinen Sie, wenn Sie sich mehr so geben, wie Sie eigentlich wirklich sind, daß Sie dann nicht so gemocht werden? Dann sind Sie ja nicht so strahlend.

P Ja. Es gibt auch Tage, dann bin ich eben so, daß ich mal einen Tag nur rumsitze und eben keinen Ton von mir gebe und am nächsten Tag dann wieder himmelhoch-jauchzend da rumkrähe. Ich weiß nicht, das wechselt manchmal so von Minute zu Minute. Da gibt es manchmal zwei Wörter, die können meine Laune in den Keller treiben und dann eben wieder zwei neue Wörter, die machen mir dann wieder gute Laune.

T Naja, das zeigt, daß Sie an sich sehr leicht schwanken in Ihren Gefühlen und daß Sie das gar nicht so zeigen möchten, weil man sich dann so empfindsam macht...

P Ja, man kann mich echt verletzen mit einem Wort. Mit einem einzigen Wort, was man mir sagt, das kann mich dann schon zum Heulen bringen.

T Aber Sie zeigen es dann nicht.

P Tja, ich bin eben ein typischer Krebs. Krebse sind immer so.

T Verletzbar, aber nach außen hart.

P Ja. Ich habe mir so ein Buch über Astrologie gekauft...

T Nach außen hart – und innen zart. Ja, so?

P Leicht verletzlich... Und auch mit der Vorsicht: Lieber zwei Schritte zurück, als einen vor.

T Und da haben Sie sich so wiedergefunden, ja?

P Und daß Krebse gute Schauspieler sind. Das habe ich da auch gelesen. Also in ihren Launen – die überspielen viel.

T Jeder stark erscheinende Mensch hat ja auch seine verwundbaren Punkte. Und ich glaube, Sie haben besonders einen. Was meinen Sie, welches der ist?

P Ja, eben das mit Freundschaften. Wenn das wieder auseinandergeht.

T Ja. Das meine ich auch. Wenn eine Situation eintritt, wo eine Trennung droht.

P Ja. Die erste Zeit danach denk ich manchmal: Jetzt gehst du ein, das überlebst du nicht. Also wirklich, so ist mir dann zumute. Und meine Freundin sagt dann: Es kommt schon irgendwie ein Neuer.

T Das ist dann nicht so ein Trost in der Situation.

P Nee, überhaupt nicht.

T Aber meine Überlegung wäre eben auch, ob Sie, wenn sich solche Schwierigkeiten anbahnen und Sie merken, wenn eine Beziehung unsicher wird, daß Sie an Trennung denken, dann Hilfe aufsuchen würden. Das ist der sicherste und wichtigste, vielleicht auch späteste Zeitpunkt, wo Sie mit jemandem sprechen müßten, ja? Ich glaube, dann ergibt sich vieles: Erstmal trägt es jemand anderes mit, vorausgesetzt, er kann Ihnen zuhören. Schmerz ist da bei so einer Trennung, das ist klar, es geht glaube ich nicht ohne Schmerz, aber ich denke, Sie werden keinen Selbstmordversuch machen müssen.

P Es war damals also ähnlich. Da hatte ich mit Jan auch mal Streit, nee, das war sogar der Tag, wo ich mit ihm auseinanderging, da war meine Freundin, also eine andere Freundin, auch in dieser Diskothek, und die hat mich angerufen und auch erzählt: Du, er ist mit einer anderen hier. Ich bin dann sofort hingefahren, und da war er aber schon weg, und sie hat mir dann erzählt: Ja, er ist gerade weg mit der und der, kurz bevor Du kommen wolltest. Er wußte, daß ich komme und ist schnell abgehauen. Und danach war ich so niedergeschlagen, da wäre ich am liebsten nach Hause gefahren und hätte tausend Teller kaputtgeschmissen. Und sie fand das nun alles irgendwie, ich weiß auch nicht, gar nicht so schlimm und sagte: Ja, was machen wir denn jetzt, jetzt kannst du allein um die Ecken, kannst hierhin und dahin. Und ich sagte: Nee, ich habe keine Lust. Und das konnte sie absolut nicht verstehen, daß ich deswegen jetzt ... Tja, ich bin eben so.

T Sie verstehen, was ich sagen will? Ich will sagen: Wenn es anfängt zu brennen, dann müssen Sie jemanden haben, mit dem Sie reden können, und lassen Sie uns mal überlegen: Wer kommt in Frage? Ich glaube, daß das einfach wichtig ist, daß Sie sich das merken müssen. Wer käme in Ihrem jetzigen Leben in Frage?

P Also ich glaube, nach dem allem würde mir meine Freundin zuhören. Das hat sie vorher auch schon gemacht. Weil, sie ist ja jetzt auch allein. Nee, sie hat zwar einen Bekannten, aber auch nichts Dolles.

T Können Sie ganz gut reden miteinander?

P Ja, deswegen sind wir auch zusammengezogen, weil wir irgendwo dieselben Probleme haben.

T Hhm. Jawohl. Also das wäre sicher die nächstliegende Möglichkeit. Aber eben, bevor das Kind in den Brunnen gefallen ist, verstehen Sie? Was gibt es noch für eine Möglichkeit? Gibt es noch jemanden, zu dem genügend Vertrauen da ist, den Sie erreichen könnten?

P Ich müßte mal ausprobieren, ob die Bekannten, die ich habe, dafür infrage kommen würden oder nicht. Weil, an sowas habe ich noch nie gedacht. Normalerweise sagt man ja an dieser Stelle: die Eltern. Aber das ist bei mir nicht so.

T Nee, ich glaube, bei Ihnen würde das nicht gehen. Und bei den Bekannten, na ja, das ist immer so die Frage, wenn man mit irgendwelchen Problemen kommt, da scheiden sich ja meist die Geister. Also ganz spontan, kommt es mir vor, ist es eigentlich nur die Freundin, mit der Sie sprechen können.

P Ja. Zu der habe ich ja auch den engsten Kontakt. Vorher war es zu Jan, da war ich jeden Tag mit dem zusammen und hatte dann für die anderen weniger Zeit und habe mich um die auch weniger gekümmert. Jetzt bin ich eben mit der Freundin zusammen, und wir kümmern uns umeinander. Weil, wenn ich eine Freundin habe, dann habe ich eine richtige Freundin, also von mir aus gesehen. Das ist dann nicht irgendwas so Halbes, weil Freundschaften für mich was richtig Wichtiges sind, ob nun mit Männern oder mit Frauen, das ist egal.

T Ja, das ist klar. Geht Ihrer Freundin das auch so?

P Ja, ich glaube schon.

T Sie werden ja irgendwie weiter Leute kennenlernen, Männer und Frauen.

P Und vielleicht auch mit den Eltern meiner Freundin.

T Die kennen Sie?

P Ja. Die laden mich auch öfter zum Essen ein, an den Wochenenden...

T Das ist doch schön.

P ...weil, also die Freundin von mir geht öfter nach Hause sonntags zum Essen...

T Ist das auch ein Schmerz für Sie? So sehen zu müssen...

P Ja, viel lieber würde ich natürlich am Tisch meiner Eltern sitzen.

T Ja, das dachte ich mir, deswegen fragte ich auch.

P Die sind schon meine Ersatzeltern. Die besuchen uns in der Wohnung. Der Vater hat uns schon geholfen beim Umzug. Die wohnen auch in dem Stadtteil, wo meine Eltern wohnen.

T Ich weiß nicht, wie weit man so etwas planen kann, das ist vielleicht schwierig, aber daß Sie auch ein bißchen mehr drauf achten, sich Leute auszugucken, mit denen Sie auch sprechen können und die irgendwo verläßlich sind.

P Tja. Das fällt mir bei meiner Freundin auf, wie ich z.B. Geburtstag gefeiert habe, mit meinen ganzen Bekannten zusammen, da haben eine Menge gefehlt. Da war der Jan grad weg, meine Eltern haben gefehlt, und ich soll jetzt Geburtstag feiern und fröhlich sein. Da habe ich natürlich überhaupt keine Lust zu und das denn so zwei Stunden durchgehalten und konnte es dann nicht mehr. Dann bin ich weggegangen, also in einen anderen Raum und habe mich da hingesetzt und mußte erstmal heulen. Und dann war sie auch diejenige, die sofort hinterherkam – und mich getröstet hat.

T Wenn Sie jetzt noch mal an Ihren Selbstmordversuch denken, so wie das abgelaufen ist: Was würden Sie denn jetzt anders machen, wenn Sie nochmals in so einer Situation wären?

P Ich würde meine Freundin auf jeden Fall anrufen.

T Ja. Das wäre gut.

P Wir beide haben uns vorgenommen, den anderen vorzumachen, wie es geht. Viele geben ihr Geld unnütz aus, aber wir beide sparen eben auf dies und auf das und haben schon so einiges geschafft. Zusammen ist vieles billiger, für jeden nur die Hälfte und haben uns eben einiges vorgenommen, was wir schaffen wollen.

T Das finde ich gut. Also ich denke, diese Freundin ist schon eine wichtige Person. Im Moment vielleicht sogar die einzige. Sie kennen ja Ihre wunden Punkte ganz genau, und wir haben ja auch nochmal sehr genau darüber gesprochen, daß wenn Sie darauf achten, wenn da irgendwie Gefahr kommt, daß Sie sich nicht zumachen und alles mit sich alleine abmachen, sondern daß Sie sich an jemanden wenden. Ich glaube, dann kann manches anders laufen.

P Ja. Ich hatte nicht vor, hier irgendwie nochmal zu landen.

T Nö, nö. Das muß ja auch nicht sein. Klar.

P Ja und sie war auch diejenige, die mir das Leben gerettet hat und die ganze Nacht neben mir gesessen hat.

T Das bindet auch, ja? Hat sie denn auch schon mal so Schwierigkeiten gehabt, daß Sie dann auch für sie dagewesen sind?

P Nee. Wie gesagt, wir sind erst wieder seit kurzem zusammen. Und früher eben in der Schule, da haben wir jeder zu Hause gewohnt und uns nur in der Schule oder nachmittags gesehen. Und da war das alles noch ein bißchen unwichtiger, als wir kleiner waren.

T Wieviele Jahre sind es denn, die Sie sich kennen?

P Ungefähr von der 4., 5. Klasse...

T Ah ja. Also sagen wir mal so 8, 9 Jahre. Das ist ja eine ganze Zeit. Seit wann näher?

P Ja, da waren wir eben nur so Freundinnen, wie eben so eine ganze Clique, mehrere Mädchen, und wir beide waren eben auch drin. Haben uns so mal nachmittags getroffen, aber eben nicht mehr. Da hatte ich andere Freunde, mit denen ich mehr zusammen war. Und sonst eigentlich nur dieses Jahr, daß wir uns so näher miteinander befaßt haben. Zunächst war jede einzeln, und dann haben wir uns eben zusammengetan.

T Ja, gut. Ok. Wollen Sie denn noch irgendwas sagen oder fragen, also was Ihnen noch auf dem Herzen liegt? Nein, dann machen wir noch einen Termin ab für ein Nachgespräch.

Rückblick zur letzten Sitzung

In der letzten Sitzung ging es überwiegend um Neuorientierung: Welche Hilfsmöglichkeiten bzw. Kontakte die Patientin aufsuchen könnte, falls sie wieder einmal Enttäuschungen erlebt und in eine Krise gerät. Sie benennt ihre Freundin und allenfalls noch deren Eltern. Sie sagt, daß ihr die Gespräche sehr gut getan hätten, daß ihr diese Form von Aussprachemöglichkeit neu gewesen sei. Von der Stimmung her war sie ausgeglichen, und es herrschten keine bestimmten Affekte vor.

Literatur

Beck AT, Rush AJ, Shaw B, Emery G (1981) Kognitive Therapie der Depression, Kap. 10, Urban & Schwarzenberg, München

Caplan G (1964) Principles of preventive psychiatry. Basic Books, New York

Freud S (1917) Trauer und Melancholie. Ges W X. Imago Publ, London (1946)

Häfner H, Schmidtke A (1987) Suizid und Suizidversuche – Epidemiologie und Ätiologie. Nervenheilkunde 6:49-63

Henseler H (1974) Narzißtische Krisen – Zur Psychodynamik des Selbstmords. Rowohlt, Reinbek

Henseler H (1981) Psychoanalytische Theorien zur Suizidalität. In: Henseler H, Reimer C (Hrsg) Selbstmordgefährdung – Zur Psychodynamik und Psychotherapie. Frommann-Holzboog, Stuttgart-Bad Cannstatt, S 113-135

Kreitman N (1986) Die Epidemiologie des Suizids und Parasuizids. In: Kisker K P, Lauter H, Meyer J-E, Müller C, Strömgren E (Hrsg) Psychiatrie der Gegenwart, Bd 2 (Krisenintervention – Suizid – Konsiliarpsychiatrie). Springer, Berlin Heidelberg New York Tokyo, S 87-106

Maltsberger JT, Buie DH (1974) Countertransferance hate in the treatment of suicidal patients. Arch Gen Psychiatry 30: 625-633

Maris R (1986) (ed) Biology of suicide. Guilford, New York

Reimer C (1981) Zur Problematik der Helfer-Suizidant-Beziehung: Empirische Befunde und ihre Deutung unter Übertragungs- und Gegenübertragungsaspekten. In: Henseler H, Reimer C (Hrsg) Selbstmordgefährdung – Zur Psychodynamik und Psychotherapie. Frommann-Holzboog, Stuttgart-Bad Cannstatt, S 1-27

Reimer C (1985) Psychotherapie der Suizidalität. In: Pöldinger W, Reimer C (Hrsg) Psychiatrische Aspekte suizidalen Verhaltens. pmi, Frankfurt

Reimer C, Zimmermann R, Balck F (1986) Suizidalität im Urteil von klinisch tätigen Ärzten. Nervenarzt 57: 100-107

Schmidtke A (1981) Verhaltenstheoretische Erklärungsmodelle suizidalen Verhaltens. In: Welz R, Pohlmeier H (Hrsg) Selbstmordhandlungen. Belz, Weinheim, S. 125-167

Seligman MEP (1990) Learned optimism. Knopf, New York, (1991, Droemer Knaur, München)

Stengel E (1969) Selbstmord und Selbstmordversuch. S Fischer, Frankfurt

Weltgesundheitsorganisation (WGO) (1984) Neue Formen des Suizidverhaltens. WGO-Regionalbüro für Europa, Kopenhagen

Willner P (1985) Depression. A psychobiological synthesis. Wiley, New York

Sachverzeichnis

136

Springer-Verlag und Umwelt

Als internationaler wissenschaftlicher Verlag sind wir uns unserer besonderen Verpflichtung der Umwelt gegenüber bewußt und beziehen umweltorientierte Grundsätze in Unternehmensentscheidungen mit ein.

Von unseren Geschäftspartnern (Druckereien, Papierfabriken, Verpackungsherstellern usw.) verlangen wir, daß sie sowohl beim Herstellungsprozeß selbst als auch beim Einsatz der zur Verwendung kommenden Materialien ökologische Gesichtspunkte berücksichtigen.

Das für dieses Buch verwendete Papier ist aus chlorfrei bzw. chlorarm hergestelltem Zellstoff gefertigt und im ph-Wert neutral.